RECHERCHES SUR LE DÉVELOPPEMENT

DES FIBRO-MYOMES

ET DES ADÉNO-MYOMES

DE L'UTÉRUS

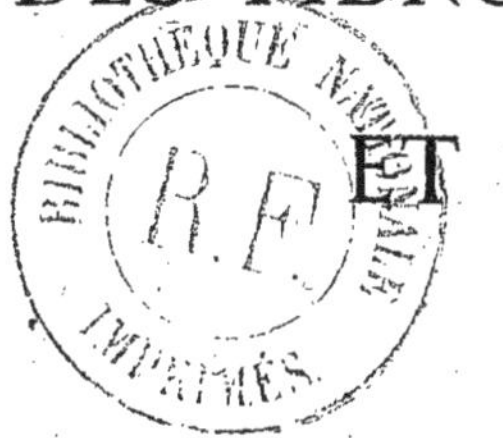

PAR

Le Dr André CLAISSE

Ancien interne des hôpitaux
Membre de la Société anatomique

PARIS

G. STEINHEIL, ÉDITEUR

2, RUE CASIMIR-DELAVIGNE, 2

1900

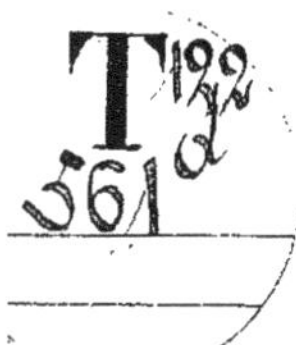

DES FIBRO-MYOMES

ET DES ADÉNO-MYOMES

DE L'UTÉRUS

IMPRIMERIE A.-G. LEMALE, HAVRE

Laboratoire du Dr Paul Segond, a la Salpêtrière

RECHERCHES SUR LE DÉVELOPPEMENT

DES FIBRO-MYOMES

ET DES ADÉNO-MYOMES

DE L'UTÉRUS

PAR

Le Dr André CLAISSE

Ancien interne des hôpitaux
Membre de la Société anatomique

PARIS

G. STEINHEIL, ÉDITEUR

2, RUE CASIMIR-DELAVIGNE, 2

1900

DES FIBRO-MYOMES

ET DES ADÉNO-MYOMES

DE L'UTÉRUS

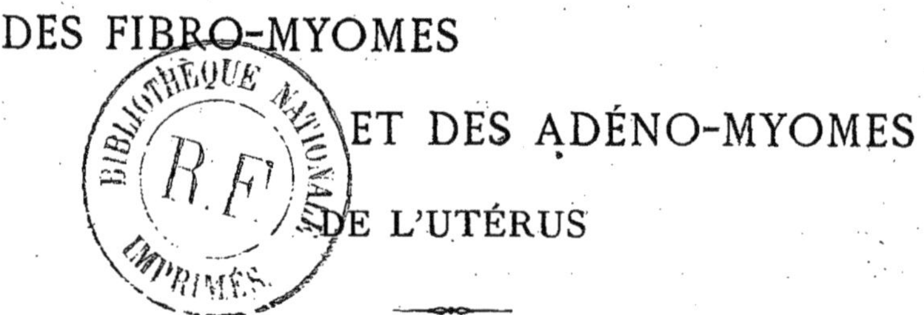

PRÉAMBULE

Terminant nos études médicales auprès de notre excellent maître, le professeur agrégé Paul Segond, nous avons cherché pour notre thèse inaugurale un sujet de gynécologie pour lequel le service de chirurgie de la Salpêtrière serait particulièrement favorable à nos observations. Nos préférences nous portaient, d'ailleurs, vers les chapitres d'anatomo-pathologie.

Nous avons été frappé de l'imprécision des renseignements se rapportant au développement des fibro-myômes utérins ; nous nous sommes dès lors attaché à cette étude pour laquelle les matériaux devaient abonder : on sait, en effet, la grande fréquence de ces tumeurs. C'est à la Salpêtrière que Bayle, que Nonat ont établi, d'après les autopsies, cette proportion énorme de 1 sur 5 pour les femmes ayant des utérus fibromateux.

Nous ne nous sommes servi, pour notre étude, que de pièces provenant d'opérations ; elles nous ont semblé assez abondantes et présentaient l'immense avantage de ne pas subir d'altérations nécrotiques surajoutées. Nous avons recueilli 41 observations, pour la rédaction desquelles nous avons pratiqué plus de 235 coupes histologiques.

C'est l'exposé de ces examens que nous donnons ici, désireux de montrer les faits que nous avons vus, plus que de discuter les opinions des auteurs qui nous ont précédé : on voudra bien voir ici un travail de laboratoire, et non une œuvre d'érudition.

Avant d'aborder cette étude, il n'était pas sans intérêt de chercher les analogies que les fibro-myômes utérins pouvaient présenter avec les autres tumeurs de l'organisme ; rentrant dans la classe des tumeurs homœomorphes, dans la famille des néoplasmes histioïdes, elles doivent être rangées à côté des névromes, myômes, fibromes, lipomes, myxomes, endothéliomes, chondromes, lymphadénomes (Pierre Delbet).

Or quelles données possédons-nous sur la pathogénie de ces tumeurs ? La tendance actuelle est de leur attribuer une origine inflammatoire. Dans nombre de cas on relève des traumatismes de différentes natures : ces traumatismes n'agiraient-ils pas en créant des lésions cellulaires et, par suite, un terrain favorable à une infection lente, locale, aboutissant à une prolifération en ce point ? Dans d'autres observations, on observe nettement une origine infectieuse : telles sont ces tumeurs bénignes se développant dans le sein à la suite de phlegmons, dans le tube digestif à la suite d'entérites.

L'origine inflammatoire semble, dans la plupart des cas, devoir être étiquetée infectieuse. La démonstration de l'action microbienne n'est pas faite, sans doute, pour beaucoup ; on peut supposer que d'autres agents (toxines...) ont une action irritative cellulaire de même nature. Mais, nous croyons que l'on peut garder les termes de lésions par infection ou intoxication localisée comme base de la pathogénie de la grande majorité (sinon la totalité) des tumeurs bénignes. C'est à cette conclusion également que nous avons abouti pour les fibro-myômes de l'utérus.

Au cours de nos recherches, nous avons rencontré quelques tumeurs d'aspect à peu près analogue, mais qui s'en distinguaient nettement par la présence d'éléments glandulaires. Nous avons constaté que l'étude de ces formations était moins avancée que celle des fibro-myômes ; aussi avons-nous consacré un chapitre spécial aux *adéno-myômes*, les considérant également comme des tumeurs bénignes, les rapprochant des polypes glandulaires utérins, et pensant qu'ils devaient, avec ceux-ci, constituer une classe à part.

CHAPITRE PREMIER

HISTORIQUE

Dans ce bref chapitre nous désirons indiquer quelle a été la série des observations qui ont abouti à la conception actuelle sur le sujet qui nous occupe.

Vogel, qui a le premier démontré la nature musculaire de ces tumeurs, et Velpeau admettaient que les nouvelles cellules, les nouveaux noyaux naissaient d'un exsudat (cytoblastème), « une goutte de sang, de lymphe, de pus même », et s'y développaient, de même que des cellules se forment dans un caillot, y créant un tissu organisé. La théorie est fausse, comme son point de départ.

Cette indépendance de la tumeur rentrait également dans les idées de Cruveilhier, qui la considérait comme un corps étranger parasitaire.

Nous citons seulement pour mémoire la théorie congénitale, par inclusion, de Cohnheim, qui n'est plus guère admise, pour les tumeurs d'ordre conjonctif tout au moins.

Förster crut que le développement se faisait grâce à la reproduction par segmentation des fibres musculaires, avec prolifération simultanée du tissu conjonctif.

Pour Virchow les myômes représentent originairement des excroissances et des tuméfactions des faisceaux musculaires de l'utérus, avec participation des vaisseaux et du tissu connectif.

Courty donne une description analogue.

Cornil et Ranvier montrèrent que le tissu des myômes se forme aux dépens d'îlots de tissu embryonnaire et que (à l'encontre de l'opinion de Förster, de Coyne) il résulte toujours d'une néoformation de cellules musculaires et non de l'hyperplasie des cellules préexistantes.

Ces formations se produisent-elles en un point quelconque du tissu utérin ? n'existe-t-il point des centres de prolifération ?

Coyne aperçut les formations embryonnaires le long des vaisseaux capillaires, à la périphérie des tumeurs.

Klebs soutint que les noyaux myomateux se formaient autour des gros vaisseaux ; au contraire, c'est autour de capillaires en voie d'oblitération que Kleichenwächter voit s'agglomérer des cellules rondes qui se transforment en cellules fusiformes.

Pilliet considérait les fibro-myômes comme des angiofibromes, comme des tumeurs bénignes d'origine vasculaire. Ses recherches, jointes à celles de Costes, ont montré que le début se faisait autour d'un capillaire ; à sa périphérie apparaît une zone de cellules embryonnaires, donnant une rangée circulaire de fibres musculaires lisses ; celle-ci se développe aux dépens de nouvelles cellules rondes ; le capillaire, d'une part, émet des pointes d'accroissement formant de nouveaux nodules, d'autre part se développe et devient un vaisseau central dans la néoformation.

Les examens de Keiffer, avec injection des vaisseaux utérins, montrèrent également l'origine vasculaire.

Quelle est la nature de ce développement ? Virchow admit un état d'irritation, qu'il soit dû à une intensité anormale d'irritation locale ; qu'il tienne à un état de débilité des endroits affectés (par chlorose, défaut de fonctionnement de l'utérus, tumeurs des ovaires, cancer du col, déplacements de la matrice). Rœsger, Gottschalk, etc., adoptent cette nature irritative.

Quelle est enfin la cause de cette irritation ? Galippe, Kollmann, etc., ont rencontré des microbes dans les fibro-myômes ; on a constaté la nature microbienne des lésions utérines, annexielles qui les accompagnent.

Nous nous arrêtons ; nous voyons que les points suivants ont été successivement et plus ou moins complètement établis :

1° Les fibro-myômes sont essentiellement *musculaires ;*

2° Ils ont un *début péri-vasculaire ;*

3° Ils sont de *nature irritative* ;

4° Cette inflammation a peut-être une *cause microbienne.*

C'est une marche analogue que nous allons suivre, nous efforçant de tirer quelques éclaircissements des faits que nous avons observés.

CHAPITRE II

ÉTIOLOGIE

Nous ne voulons rechercher, parmi les causes générales du développement des fibro-myômes, que les éléments capables de nous éclairer sur l'origine de ce développement.

Hérédité. — Plusieurs auteurs ont signalé des cas fort nets de fibromes utérins se retrouvant de mère en fille (1). Ces faits n'ont que peu d'importance, étant donnée l'extrême fréquence de ces tumeurs. Nous verrons qu'on a fait jouer un certain rôle à l'arthritisme et à ses altérations vasculaires dans leur pathogénie ; pour cette dystrophie, il semble exister certainement une influence héréditaire : on pourrait donc trouver dans quelques cas des liens identiques pour les fibro-myômes (2).

Age. — Tous les auteurs sont d'accord pour fixer le maximum de fréquence dans l'apparition des troubles liés aux fibro-myômes de 30 à 45 ans environ ; il est extrêmement rare d'en

---

(1) De Ranse a rapporté l'observation suivante : les deux sœurs offrent, vers la quarantaine, des signes de fibrome utérin ; la tumeur dans les deux cas s'accroît jusqu'à la ménopause, puis diminue dès que celle-ci s'est manifestée. La fille d'une de ces femmes atteint à son tour la quarantaine : chez elle, aussi, on voit apparaître un fibrome. Se basant sur l'évolution lente, puis régressive chez la mère et chez la tante de la malade, l'auteur pense que cette troisième tumeur subira le même sort. Il estime que l'on doit attribuer une plus grande importance à l'hérédité dans la pathogénie des fibromes utérins ; il reconnaît, d'ailleurs, que la plupart des gynécologues, à l'exception de Lisfranc, Winckel, Engstrom, s'y arrêtent peu.

(2) Sparocchi cite plusieurs cas d'hérédité où les fibromes s'accompagnent de troubles cardio-vasculaires. Il insiste sur l'identité d'origine du muscle utérin et des vaisseaux sanguins. La fibromatose résulterait d'une altération cardio-vasculaire qui est souvent héréditaire.

rencontrer avant 20 ans ; il est exceptionnel d'assister à leur début après la ménopause.

Voici le résultat de la petite statistique que nous avons établie d'après le livre du pavillon d'ovariotomie du D⁣r Segond, du 1er janvier 1896 au 28 octobre 1899 :

Sur 68 malades opérées pour fibro-myômes utérins, nous en trouvons :

1 de 20 à 24 ans.
4 de 25 à 29 —
11 de 30 à 34 —
13 de 35 à 39 —
17 de 40 à 44 —
12 de 45 à 49 —
10 dè 50 à 55 —
o au-dessus.

Il y a donc ici maximum de fréquence de 40 à 44, avec répartition à peu près égale de 30 à 55 ans. Naturellement l'âge, à l'époque de l'opération, est plus élevé que celui où apparaissent les premiers symptômes.

ÉTAT DE LA MENSTRUATION. — Les troubles menstruels sont trop bien connus pour que nous y insistions. Nous reproduisons ici une des nombreuses statistiques qu'Emmet a établies. Sur 216 cas de fibromes utérins, il montre que la menstruation n'est restée semblable à ce qu'elle était à la puberté que dans 20 p. 100 des cas, soit :

Normale...................................... 11 p. 20.
Abondante.................................... 7 —
Faible....................................... 2

et qu'elle a été modifiée dans la grande majorité des observations (80 p. 100), où l'on a noté :

Augmentation................................. 51 p. 80.
Diminution................................... 16 —
Irrégularités................................ 13 —

MARIAGE. — On a cherché à établir un rapport entre l'absence de mariage et la production des fibro-myômes. Certaines statistiques semblent favorables à cette opinion: Emmet, par exemple, trouve 31 p. 100 de femmes non mariées alors qu'il n'y en a que 17 p. 100 pour d'autres affections utérines. Schumacher relève 20 p. 100 de célibataires sur 1,754 malades de la Clinique gynécologique de Bâle, et 50 p. 100 sur 189 femmes atteintes de fibro-myômes.

Mais la plupart des auteurs (1) se refusent actuellement à admettre cette influence qu'il est difficile d'expliquer autrement que par des hypothèses bien vagues.

Voici les chiffres que nous avons obtenus pour nos malades ayant été opérées :

	MARIÉES	CÉLIBATAIRES
Fibromes utérins	73 p. 100	27 p. 100.
Autres affections gynécologiques.	69 p. 100	31 p. 100.

Devant tous ces résultats contradictoires, nous croyons devoir écarter cette donnée étiologique.

GROSSESSE. — Les rapports entre les fibro-myômes utérins et la grossesse doivent être envisagés à divers points de vue :

1° Les grossesses antérieures favorisent-elles ou entravent-elles le développement des myômes? Examinons encore quelques chiffres.

En résumant ceux que donne Schrœder on trouve parmi les malades fibromateuses :

30 p. 100 stériles ;
4 p. 100 ayant avorté ;
66 p. 100 fécondes avec une moyenne de 3 à 4 enfants ;

(1) De Synéty et Danlos rapportent les statistiques suivantes : Routh, en Angleterre, trouve que les malades atteintes de fibromes sont mariées dans 80 p. 100 des cas, alors que la moyenne générale des femmes mariées n'est que de 50 p. 100 environ.

Winckel, en Saxe, note les proportions suivantes :

Moyenne générale	filles	7,3
	mariées	9
Femmes ayant des fibromes	filles	3
	mariées	9

Pour Emmet, les femmes mariées fibromateuses donnent :

37 p. 100 stériles ;
63 p. 100 fécondes,

alors que, dans l'ensemble de ses statistiques, elles fournissent :

32 p. 100 stériles ;
68 p. 100 fécondes.

Fränkel publie un rapport encore plus frappant ; il compare la stérilité chez les femmes saines à celle des femmes atteintes de fibromes :

Stérilité chez les femmes mariées saines : 13 p. 100.
— — fibromateuses : 27,8 p. 100.

Il est inutile de poursuivre : il est établi que les fibromes utérins sont plus fréquents chez les femmes qui n'ont pas eu de grossesse. Mais faut-il en conclure immédiatement, comme on l'a fait, que c'est l'absence de grossesse qui favorise la fibromatose ? C'est trop se hâter.

Nous venons, d'une part, de voir, que nombre de malades ont eu des enfants.

On peut penser, d'autre part, qu'il existe une cause commune entravant la fécondation et produisant les tumeurs : c'est ce que pense De Sinéty ; c'est l'avis de Schrœder, qui dit que la stérilité n'amène pas les fibromes, mais qu'elle en est la conséquence.

Cette opinion est sans doute trop absolue, mais voici comment nous concevons ce fait : nous verrons plus loin que des lésions d'endométrite sont la règle dans les utérus fibrogènes : c'est cette endométrite qui sert de trait d'union entre la stérilité et les fibromes :

Fibro-myômes, donc *endométrite ;*
Endométrite, donc *stérilité fréquente.*

2° Les fibro-myômes utérins empêchent-ils la grossesse ? Ici le problème est plus net : sans aucun doute les grossesses sont rares dans les utérus fibromateux ; car maintenant nous n'avons plus seulement les lésions inflammatoires de la muqueuse utérine, mais encore les troubles mécaniques dus à la tumeur, entravant le développement de l'ovule fécondé. D'ailleurs, ici encore celui-ci peut se faire ; nous sortirions de notre cadre en rappelant les troubles qu'entraînent les fibro-myômes dans le cours de la grossesse et de l'accouchement.

3º L'involution utérine post-partum entraîne-t-elle une régression de la tumeur ? Le Pr Cornil a décrit des altérations des myômes pendant la grossesse, qui expliquent dans la suite la possibilité de son atrophie dont on possède quelques observations : ils subissent un accroissement rapide lié à l'hypertrophie des fibres musculaires ; mais l'hypertrophie même comprime les vaisseaux, et cette gêne circulatoire peut aboutir au ramollissement et à la mortification de la totalité ou d'une partie de la tumeur.

CHAPITRE III

L'UTÉRUS FIBROGÈNE

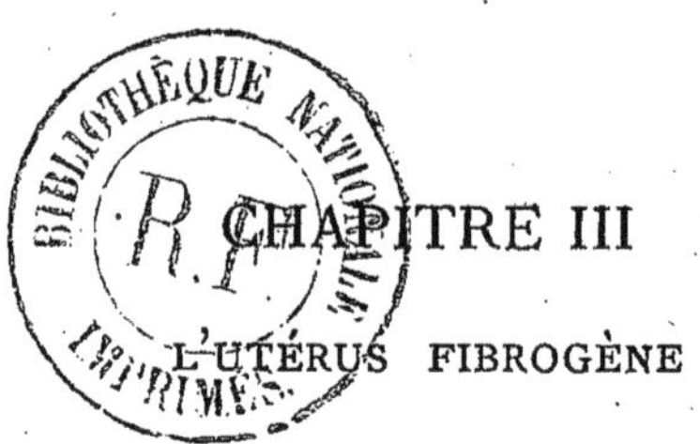

Pour saisir le mode de production des fibro-myômes utérins, nous devons nous adresser tout d'abord aux utérus renfermant de petites tumeurs, n'ayant pas encore subi, par le fait de l'évolution de celles-ci, des altérations secondaires. Ces pièces se rencontrent, par exemple, dans les cas d'hystérectomie pour tumeurs annexielles : on trouve souvent dans ces conditions des utérus renfermant de petites nodosités sous-péritonéales ou interstitielles, des fibro-myômes au début.

Ces utérus sont légèrement augmentés de volume; leur cavité mesure 7 centimètres et demi, 8 centimètres, quelquefois plus ; ils deviennent alors de véritables utérus géants. Ils sont rouges, congestionnés, on remarque parfois de légères dilatations vasculaires à leurs surfaces.

La paroi musculaire est épaissie; elle est d'ordinaire assez molle, rougeâtre ; on voit nettement la coupe des vaisseaux sanguins qui semblent un peu dilatés ; on distingue quelquefois les tractus fasciculés qui constituent la paroi.

La muqueuse offre un aspect variable : elle est plus ou moins épaissie, jaunâtre, parfois véritablement fongueuse ; elle peut être rouge, fortement congestionnée.

Examinons ces différentes couches au microscope.

Nous devons immédiatement distinguer deux types différents : l'un, où dominent des lésions inflammatoires, avec hypertrophie totale des divers éléments de l'utérus ; l'autre, au contraire, atrophique, à prédominance fibreuse, avec peu d'altérations inflammatoires.

Le *premier* aspect est le plus fréquent, et de beaucoup.

La *muqueuse* est épaissie ; l'épithélium de la surface, non proliférant, a disparu en maints endroits ; les culs-de-sac glandulaires sont modérément dilatés ; leur épithélium prolifère, souvent avec activité : plusieurs couches de cellules arrondies remplacent par endroits la rangée unique, cylindrique ; elles sécrètent un mucus abondant. Le tissu conjonctif interglandulaire est envahi par des cellules rondes, inflammatoires, qui remplissent ses trames et qui écartent les culs-de-sac.

Les vaisseaux, de petit calibre, ont un aspect normal, mais dans quelques cas, au contraire, nous les avons vus se développer au point d'envahir la totalité du tissu interglandulaire (obs. 33, 34). Il s'agit alors de véritables endométrites hémorrhagiques, les culs-de-sac baignant dans des lacs sanguins.

La *couche musculaire* présente les altérations suivantes : les faisceaux musculaires sont peu transformés, ils conservent leur aspect habituel, les fibres ont les mêmes dimensions que dans l'utérus normal. Le tissu conjonctif semble avoir augmenté : les travées sont plus larges, les espaces intermusculaires par conséquent plus étendus : cet aspect est plus marqué dans les couches moyennes et sous-péritonéales qu'au voisinage de la muqueuse.

Le système vasculaire est accru : les vaisseaux de gros calibre, avec leur épaisse paroi (surtout conjonctive), sont plus considérables ; les canaux plus petits, lacunaires, sans paroi propre et dont la lumière à contour irrégulier semble se modeler sur les faisceaux voisins, sont larges, béants ; enfin il existe d'assez nombreux capillaires.

Nous remarquons la prolifération cellulaire qui existe autour d'un certain nombre de vaisseaux, des moins volumineux ; ils sont entourés de plusieurs rangées de cellules rondes, à noyaux fortement colorés, qui leur forme une gaine cellulaire assez dense : cette *couronne* peut être circulaire ; elle est parfois au contraire étoilée, émettant un ou plusieurs prolongements qui s'engagent, en s'effilant, dans l'interstice des faisceaux voisins.

Dans le *deuxième type* d'utérus fibrogène, il existe une atrophie très marquée des éléments nobles ; la *muqueuse* est réduite à un faible nombre de culs-de-sac de petite dimension, très écartés les uns des autres par le tissu conjonctif peu vasculaire et non infiltré de cellules rondes. Parfois des culs-de-sac aberrants se remarquent au milieu des faisceaux sous-jacents à la muqueuse.

Les *faisceaux musculaires* sont de faible volume, divisés par la pénétration des travées conjonctives : celles-ci se réunissent en larges bandes plus ou moins denses et prédominent dans la constitution de la paroi. Les *vaisseaux* ne sont pas dilatés, ils sont encerclés par le tissu fibreux ; il n'en existe que fort peu qui soient entourés d'une couronne proliférante, et celle-ci est peu développée.

En résumé : dans le premier type nous trouvons des lésions de métrite et d'endométrite, dans le deuxième des lésions de sclérose, le premier est un utérus *enflammé*, le deuxième un utérus *scléreux*.

Mais faut-il former deux classes séparées ? Ne seraient-ce point simplement deux stades d'une même évolution, l'utérus scléreux étant primitivement le siège de lésions inflammatoires ?

D'ailleurs, répétons-le, la production des fibro-myômes est beaucoup plus fréquente dans le premier type, l'utérus scléreux étant rarement le siège de tumeurs localisées. C'est donc sur le premier que se portera principalement notre observation.

CHAPITRE IV

HISTOGÉNÈSE

Nous venons de voir que les lésions principales portent sur le système circulatoire; nous pouvons en effet négliger en ce moment les altérations de la muqueuse, l'origine immédiate des fibro-myômes interstitiels en paraissant nettement indépendante. Les tissus musculaire et conjonctif, d'autre part, n'offrent pas en eux-mêmes des traces de prolifération appréciable. Il n'en est pas de même des vaisseaux sanguins (1).

Examinons de près les petits vaisseaux, nombreux dans la paroi, creusés à même le tissu utérin, dépourvus de paroi propre; nous avons remarqué qu'ils offraient à leur pourtour un amas cellulaire important : quelle signification a-t-il ?

La lumière de ces canaux est de petite dimension ; vide ou renfermant quelques globules sanguins, elle est limitée par une rangée de cellules endothéliales : ces cellules ont perdu leur caractère habituel, aplati ; elles sont gonflées, se soulèvent, déforment le contour arrondi de la lumière du vaisseau.

Elles reposent directement sur les cellules périphériques : ces dernières ont un contour assez mal défini, mais un noyau bien coloré; arrondies ou ovalaires, elles s'imbriquent, se tassent circulairement autour du vaisseau. Les premiers rangs sont particulièrement denses ; en nous éloignant du centre, au contraire, nous les voyons moins rapprochées; en même temps leurs carac-

(1) Virchow décrit bien, comme mode de début, un épaississement localisé d'un faisceau musculaire; mais, les fibres musculaires lisses ne se reproduisant pas par division, par quel mécanisme se fait-il ?

tères changent : les noyaux deviennent moins épais et s'allon
gent, les uns s'effilant, les autres prenant une forme en bâtonnet ; autour de ceux-ci le contour cellulaire se précise : ce sont
des fibres musculaires.

Voilà une *couronne cellulaire* très serrée autour d'une cavité
vasculaire centrale.

Elle est entourée habituellement par une zone fibreuse plus
ou moins épaisse, dépourvue de cellules nucléées, bande conjonctive qui semble l'isoler et la séparer des faisceaux du voisinage qui se sont écartés.

Fréquente est cette disposition au niveau de laquelle nous
assistons à une néoformation de fibres conjonctives et musculaires. Elle peut être diffuse et aboutir soit à l'hypertrophie
totale, soit à la régénération permanente du tissu utérin. Elle
peut au contraire être plus active en un point.

La couronne périvasculaire, formée de cellules éminemment
proliférantes, s'accroît alors rapidement, refoulant la zone conjonctive périphérique. Mais cet accroissement n'est pas régulier :
certains points de la périphérie prolifèrent plus activement ; un
amas cellulaire s'irradie en s'effilant en dehors de la circonfé-
rence de la couronne, formant une véritable pointe, *pointe d'accroissement* sur le rôle de laquelle Pilliet a insisté avec juste
raison.

Elle se manifeste d'abord sous l'aspect de quelques cellules
formant un bloc compact au bord de la couronne et disposées
autour d'un espace clair ; celui-ci se creuse bientôt, des globules de sang y apparaissent : c'est un néo-capillaire. Il devient
le centre d'une prolifération active qui augmentera, en la défor-
mant, la première couronne proliférante ; plusieurs pointes d'accroissement apparaissent autour d'elle, elle devient étoilée.

Pendant cette évolution périphérique, le vaisseau central s'est
transformé : Pilliet et Costes pensent qu'il augmente de
volume ; nous ne croyons pas que ce soit là le phénomène habituel. Nous avons noté l'épaississement de son endothélium :
cette altération peut aboutir à la thrombose, puis à l'oblitération

complète du canal, d'abord par un caillot, ensuite par les cellules conjonctives qui l'infiltrent.

D'autre part, les cellules conjonctives et musculaire s, situées entre les pointes d'accroissement, prolifèrent également ; les premières restent plus nombreuses au contact du vaisseau, se transformant au contraire à la périphérie en fibres musculaires qui s'organisent en faisceaux denses, serrés, entremêlés les uns aux autres.

. Enfin le cercle fibreux primitif, refoulé continuellement à la périphérie, se trouve aminci ; il a repoussé simultanément les faisceaux musculaires et conjonctifs du voisinage qui, avec lui, tendent à enserrer régulièrement le nodule néoformé et à lui donner une forme sphérique.

En suivant ces différentes étapes, nous avons donc abouti à la formation du petit fibro-myôme bien isolé, bien constitué avec ses différents éléments : stroma dense conjonctivo-musculaire, avec grande prédominance de fibres musculaires ; néo-capillaires autour desquels s'orientent les faisceaux voisins ; absence de vaisseau important, le canalicule central primitif, au lieu d'augmenter de volume, s'étant oblitéré, enfin capsule lamellaire périphérique. Nous reviendrons sur ces différents éléments dans un autre chapitre.

Tel est le mode de formation que nous croyons le plus fréquent : toutefois les vaisseaux utérins lacunaires, de plus gros calibre, nous ont semblé également pouvoir être l'origine de fibro-myômes, mais par un processus un peu différent : en effet, ils ne sont pas, habituellement, environnés de cellules en voie de prolifération sur tout leur pourtour. Pourtant une portion de leur périphérie, surtout un des angles de l'étoile irrégulière que forme la lumière du canal, subit souvent les altératious que nous avons décrites : épaississement des cellules endothéliales, prolifération même en plusieurs couches ; dans ce cas, le tissu voisin s'infiltre de cellules rondes ou allongées ; une pointe d'accroissement se forme, un capillaire se creuse et c'est par ce processus indirect que peut se produire le centre d'un nodule myomateux.

Enfin les vaisseaux à paroi propre de petit calibre peuvent, eux aussi, plus rarement croyons-nous, être des centres de prolifération circonscrite. En voici deux exemples.

Dans l'observation 11, il s'agit d'un utérus bourré de tumeurs, type de transformation presque totale (fig. 3); nous trouvons dans le tissu utérin les altérations des capillaires vues plus haut; en outre, en beaucoup de points les canaux plus volumineux, à paroi indépendante, sont également altérés; l'endothélium est gonflé, les cellules soulèvent, déforment la paroi du canal, prolifèrent même par places; des coagulum fibrineux se sont formés en maint endroit, parfois des tractus coupent la lumière du vaisseau. Tout autour se trouve une couronne régulière de 8 à 10 rangs de cellules conjonctives et musculaires concentriques formant une gaine très nette et épaisse, qui s'isole au milieu des faisceaux musculaires du voisinage : donc processus oblitérant du canal, processus proliférant de la paroi.

L'observation 30 nous donne un exemple encore plus net, visible macroscopiquement : remplissant une cavité creusée dans un très gros fibrome utérin, nous avons trouvé une sorte de grappe finement réticulée, formée par une quantité de petits vaisseaux sur lesquels étaient greffés un grand nombre de petites tumeurs, grosses comme des pois : au microscope, nous avons vu facilement le développement périvasculaire de celles-ci (voir la fig. 4); la prolifération conjonctivo-musculaire se fait aux dépens de la paroi des vaisseaux, qui sont d'ailleurs en voie d'oblitération : celle-ci, une fois accomplie, ce sont des néo-canalicules qui servent de point de départ à l'hypertrophie localisée du tissu ; ce processus est très facile à suivre dans cette pièce, qui nous a semblé unique et particulièrement favorable à l'observation, grâce à l'isolement où se trouvent les vaisseaux ; il s'agit, en somme, d'un angiome, sur lequel sont venus se greffer des fibro-myômes.

Nous avons admis jusqu'ici que tous les vaisseaux autour desquels nous constatons des proliférations cellulaires néoformatrices étaient des vaisseaux sanguins : or les canaux lacunaires sanguins et lymphatiques de l'utérus se ressemblent fort. Sans doute, dans beaucoup, nous avons trouvé des globules rouges qui attestaient leur nature ; mais il n'est pas impossible, a priori, que le même processus se produise au niveau des lymphatiques. Nous ne pensons pas que ce fait, s'il existe, soit fréquent ; nous nous contentons de signaler sa possibilité.

Le développement des fibro-myômes se fait tout d'abord, nettement, autour des vaisseaux : sur les rapports entre ces tumeurs et le système circulatoire, nombre d'auteurs ont insisté ; il n'est pas inutile de relater ici quelques-uns des faits qui plaident en faveur de cette opinion, d'une façon moins convaincante d'ailleurs à nos yeux que l'étude histologique.

Le système vasculaire utérin et péri-utérin semble prendre part tout entier à cette hypertrophie : nous rappellerons la dilatation des vaisseaux des ligaments larges, la vascularisation exagérée des tranches vaginales, bien connue des chirurgiens.

Les hémorrhagies qui accompagnent et même précèdent les fibro-myômes sont dues à des lésions de la muqueuse : nous avons vu cet état, qui est d'ailleurs variable, nous y reviendrons. En tous cas, la grande fréquence de ces métrorrhagies, en dehors d'un processus ulcératif comme dans le cancer, résulte d'altérations vasculaires.

Les tissus néoformés, conjonctivo-musculaires, sont bien de même nature que ceux qui constituent les parois vasculaires, de même nature d'ailleurs que le tissu utérin lui-même.

Dans quelques tumeurs, les dilatations vasculaires deviennent très importantes : nous rappellerons le cas d'angiome fibromateux que nous avons décrit ; nous citerons les faits de fibromes caverneux dont Virchow représente un beau spécimen dans son traité des tumeurs ; les cysto-fibromes, constitués par des dilatations vasculaires (lymphatiques ou sanguines); enfin nous avons également observé une dispostion caverneuse véritable dans le tissu utérin voisin de fibro-myômes, au niveau desquels elle n'existait pas (obs. 17).

Signalons simplement l'action atrophiante que la ligature des utérines a amenée sur quelques fibro-myômes (1).

Quant à la régression, plus certaine, de nombre de ces tumeurs après la ménopause, elle est également plus intéressante : cette période correspond en effet à une phase d'atrophie vasculaire ; les parois des vaisseaux se sclérosent, leur calibre diminue : les processus qui dépendent du système circulatoire subissent la même involution que lui-même et s'arrêtent.

(1) Gottschalk, en particulier, relate un certain nombre de cas où cette action paraît avoir été manifeste.

CHAPITRE V

PATHOGÉNIE

Après avoir essayé de montrer le mode de production des fibro-myômes, nous devons chercher à en expliquer la cause.

Quelle est la nature des lésions que nous avons constatées, aussi bien dans le myôme au début que dans l'utérus où il se développe? Elle est évidemment *inflammatoire ;* passons-les, en effet, rapidement en revue, et nous devrons sur chacune mettre cette étiquette.

Dans la muqueuse, que trouvons-nous? Des dilatations glandulaires, des hypertrophies épithéliales, une infiltration interstitielle de cellules rondes, souvent une légère hypertrophie vasculaire : ce sont, en un mot, des lésions d'*endométrite* catarrhale et interstitielle.

Au niveau de la paroi musculaire, même nature d'altérations : elles portent, nous ne saurions trop insister sur ce fait, autour des vaisseaux de petit calibre ; elles se manifestent par un gonflement de l'endothélium, avec tendance aux formations thrombosiques, à l'oblitération et par une prolifération des cellules conjonctives et musculaires qui bordent le canal : ce sont des lésions d'*endo* et *périvascularite.*

Examinons le petit fibro-myôme de nouvelle formation : le processus inflammatoire a-t-il cessé? Nullement ; les vaisseaux lacunaires de petit calibre que nous y rencontrons offrent absolument le même aspect que celui que nous venons de rappeler ; la production de cellules musculaires, se manifestant par la plus grande condensation des faisceaux, est surtout marquée dans ceux qui environnent les vaisseaux ; les lésions d'*endo,* de *périvascu-*

larite persistent, servant de base, de centre, à la prolifération cellulaire qui forme et qui accroît la tumeur.

Nous avons dit, également, que les couches sous-péritonéales, elles aussi, prennent part à ce processus inflammatoire : elles sont rouges, légèrement congestionnées ; nous nous contenterons ici de signaler la fréquence de petits fibro-myômes superficiels qui accompagnent les salpingites, les périmétrites.

Nous décrirons au chapitre VIII les lésions des ovaires et des trompes.

L'altération des *ovaires* est presque constante ; il est pourtant difficile d'en tirer quelques conclusions, car nous y trouvons habituellement les lésions si banales de dégénérescences scléro-kystiques ; parfois les kystes sont sanguins, rarement purulents. Nous ne saisissons pas très bien le rapport qu'établit Tridondani, qui attribue l'hyperplasie périvasculaire, origine des fibromes, à une irritation venue de l'ovaire. Nous croyons beaucoup plus simplement qu'il existe simultanément une irritation utérine et une irritation ovarique ; s'il en est une qui soit consécutive à l'autre, ce serait bien plutôt la seconde.

Il est un fait sur lequel on a insisté et qui doit, pensons-nous, être expliqué identiquement, c'est la coexistence assez fréquente des tumeurs de l'ovaire et des fibro-myômes utérins ; il est possible que le processus irritatif qui cause ceux-ci mette en branle l'hyperplasie des éléments conjonctifs, musculaires ou épithéliaux de l'ovaire (1) ; nous avons observé un beau cas de tumeur solide de l'ovaire, épithéliale, coexistant avec une fibromatose généralisée de l'utérus (obs. 23) (2). Nous ne pouvons songer à aborder ici la question si délicate des tumeurs multiples à types anatomiques différents. Pourtant, la fréquence de la simultanéité d'une tumeur conjonctive inflammatoire avec une tumeur épithéliale (kystes ovariques) peut faire marquer un point au camp

---

(1) Abadie relate un cas où les fibro-myômes multiples de la matrice s'accompagnaient : 1º d'un fibrome de l'ovaire ; 2º du pyosalpinx ; 3º d'un kyste hydatique du ligament large du côté gauche.

(2) André Claisse et Dartigues. *Société anatomique*, 8 décembre 1899.

qui défend l'origine inflammatoire (microbienne ?) des néoplasmes épithéliaux.

Les altérations des *trompes* (1), plaident également pour la théorie inflammatoire, car il est fréquent de les voir rouges, flexueuses, parfois suppurées.

Mais une autre face de la question doit être, ici, envisagée, qui est le développement des myômes péritubaires au niveau de la corne utérine : que ce soient des épaississements indurés cir-culaires, que ce soient des noyaux juxta-tubaires, ils dépendent bien de lésions inflammatoires des trompes ; on ne les rencontre que lorsque celles-ci sont altérées. Leur début se fait également autour des petits vaisseaux enflammés.

Toute tumeur d'un certain volume retentit sur l'organisme ; son développement se fait aux dépens de la nutrition générale. Signalons seulement les altérations cardiaques et rénales (S é b i-l e a u), qui sont communes à toutes les grosses tumeurs de l'abdo-men. Mais nous insisterons, au contraire, sur l'*état du sang* qui est beaucoup plus important dans cette étude pathogé-nique.

On sait que les inflammations s'accompagnent habituellement d'une *leucocytose* plus ou moins abondante : si donc la théorie inflammatoire en faveur du développement des fibro-myômes est exacte, nous trouverons probablement dans le sang de nos malades une augmentation des globules blancs. C'est, en effet, ce que nous avons constaté dans quelques examens.

La diminution du nombre des globules rouges est inconstante, même dans les cas de métrorrhagie ; au contraire, nous avons noté une leucocytose qui a varié de 8,266 à 13,950 globules blancs. La proportion des mononucléaires, polynucléaires, éosinophiles reste normale.

Thiébaut a obtenu des résultats analogues ; pas de diminu-tion des hématies et de l'hémoglobine, sauf dans les cas d'hémor-rhagies ; augmentation, dans 51 p. 100 des cas, des leucocytes,

(1) U.t e r insiste sur la fréquence de leurs lésions inflammatoires.

surtout polynucléaires ; retour à l'état normal après l'opération.

Hayem a trouvé les chiffres suivants chez une femme de 37 ans, atteinte de fibrome de l'utérus volumineux, avec anémie intense consécutive aux métrorrhagies : globules rouges : 1,647,625 ; globules blancs : 12,450. Trois mois après, les pertes ayant été arrêtées, l'anémie diminue : N = 2,700,000. Mais la leucocytose est encore plus forte ; elle est donc bien due au fibrome : B = 14,260.

Résumons-nous : *nous admettons l'origine inflammatoire des fibro-myômes utérins.* En sa faveur nous avons pu noter : les lésions vasculaires proliférantes de l'utérus et de la tumeur même, les lésions d'endométrite épithéliale et interstitielle ; les altérations du péritoine, des trompes et des ovaires ; le retentissement sur l'état général et, en particulier, la leucocytose.

Voilà donc une nouvelle étape franchie : la dernière est plus difficile, qui doit nous montrer la *cause de cette inflammation.*

Cette cause est *vraisemblablement microbienne :* c'est, dans l'état actuel de nos connaissances, la première idée qui se présente, en face de lésions inflammatoires ; nombre d'arguments peuvent être invoqués en sa faveur.

Voyons d'abord l'état microbien des tumeurs bien développées, assez volumineuses pour que l'on puisse, dans de bonnes conditions, immédiatement après l'opération, en prendre des parcelles qui seront ensemencées. Nous avons réussi de la sorte à isoler, dans trois cas, des microbes que, étant donnés les soins que nous avons pris, nous croyons bien pouvoir attribuer à la tumeur : c'étaient des cocci, réunis en petits amas, en très courtes chaînettes, prenant le Gram et donnant sur gélose des taches rondes, saillantes, isolées ou confluentes : l'aspect a été identique dans ces trois cas. Mais, dans deux autres observations, nos bouillons sont restés limpides.

Galippe a obtenu également des résultats positifs. Kollmann a pu isoler dans un cas deux microbes : un micrococcus et un bacille mésentérique. Vedeler a constaté la présence d'amibes auxquelles il attribue un rôle pathogène, qu'il ne démontre pas d'ailleurs.

Ces faits méritent quelques explications : l'absence de culture aérobie ne prouve pas l'état stérile des tumeurs ; peut-être réussirions-nous en milieux privés d'oxygène ou d'autre nature. Inversement, dans les cas positifs, on est en droit de se demander si on n'a pas affaire à une infection secondaire, appelée par un terrain prédisposé.

Une démonstration nécessaire, capitale, manque : c'est la reproduction expérimentale sur l'animal avec le microbe incriminé ; nous n'avons pas été à même de la tenter.

D'ailleurs peut-on supposer qu'il y ait *un* microbe des fibro-myômes ? C'est bien peu vraisemblable ; il est plus probable qu'une infection, de quelque nature qu'elle soit, peut déterminer l'état inflammatoire des vaisseaux utérins, et, consécutivement, l'hypertrophie localisée.

Cette infection doit être *atténuée :* une infection aiguë déterminerait de la suppuration utérine, tubaire, péri-utérine ; dans cette éventualité, c'est plus tard, lorsque la période la plus chaude est passée, que le processus proliférant évolue. Il s'établira de même, à la suite, des endométrites subaiguës de toute nature : virginales, gonococciennes, post-puerpérales...

Inversement, que l'état infectieux latent se réveille sous une influence quelconque, et nous assistons à des poussées aiguës : les tumeurs suppurent, se creusent d'abcès plus ou moins volumineux, peuvent se transformer en éponges purulentes.

A côté du rôle de l'infection locale, signalons celui de l'infection générale : Aubeau et Golasz, Prochownick ont cru pouvoir attribuer à la syphilis le développement de quelques fibromes utérins ; ceux-ci auraient diminué sous l'influence du traitement mercuriel. Ces faits sont fort intéressants ; ils montrent encore une fois l'étiologie par voie sanguine de ces tumeurs : leur petit nombre empêche d'en tirer des conclusions bien fermes.

Quelle est la *voie de pénétration* de l'agent pathogène ? Le premier pas de l'infection est habituellement la muqueuse utérine (1) : elle présente toujours des altérations inflammatoires; elle offre donc une porte grande ouverte aux agents nocifs. Ces agents microbiens se localisent peut-être parfois au niveau de la muqueuse : l'inflammation, originairement septique, se propagerait aseptiquement aux vaisseaux utérins.

Dans d'autres cas, la muqueuse peut constituer une barrière complète à l'agent microbien ; celui-ci pourtant envahit les trompes, le péritoine pelvien : c'est au niveau de ce dernier que se développeront les fibro-myômes ; de la sorte s'expliquerait la grande fréquence des tumeurs sous-péritonéales du fond et de la face postérieure de l'utérus.

Nous dirons quelques mots de l'influence dystrophique que l'état général du sujet peut avoir sur l'utérus. On a voulu faire jouer un rôle important à l'*arthritisme* dans le développement des fibro-myômes.

Cette conception a sans doute une part de vérité, mais dans quelques cas seulement : nous voulons parler des utérus scléreux, utérus géants où le tissu fibreux prédomine et où quelques tumeurs, habituellement de petit volume, peuvent apparaître. Nous pensons qu'il faut complètement séparer (nous l'avons dit plus haut) ces deux processus : sclérose utérine et fibro-myômes utérins. Sans doute « la sclérose utérine des arthritiques confine à la fibromatose utérine » (Hepp); sans doute l'arthritisme, affection surtout vasculaire, peut favoriser l'inflammation des vaisseaux utérins (2) : mais l'utérus fibromateux, de par sa

---

(1) Legueu et Marien (*Soc. anat.*, avril 1896) citentun cas où des lésions inflammatoires intenses existaient au niveau de la muqueuse et d'un fibrome pédiculé ; ces altérations étaient moins fortes au niveau d'une tumeur pariétale sous-jacente, et n'existaient plus dans une troisième plus éloignée : l'intensité des phénomènes inflammatoires diminuait donc à mesure qu'on s'écartait de leur source, la muqueuse.

(2) Strassmann et Lehmann insistent sur les lésions cardiaques concomitantes aux fibro-myômes, sur l'artériosclérose des vaisseaux ovariques, pour montrer les relations entre ces tumeurs et le système sanguin.

structure, n'est pas un utérus scléreux. L'arthritisme semble ne pouvoir être qu'une cause prédisposante et exceptionnelle.

A notre avis donc, *la cause des fibro-myômes est liée à une infection, infection subaiguë dont le point de départ le plus fréquent est la muqueuse utérine.*

CHAPITRE VI

Nous avons vu comment se constituait le noyau myomateux, par prolifération de cellules conjonctives et musculaires autour de capillaires ou de petits vaisseaux enflammés. Nous savons qu'il augmente grâce aux pointes d'accroissement qui, devenues néo-capillaires, constituent de nouveaux centres de prolifération active. Les faisceaux, presque uniquement musculaires au début, s'enroulent ou s'enchevêtrent autour de ces centres et forment une masse compacte.

Poursuivons son évolution qui va différer suivant le siège de la lésion initiale.

1° *Fibro-myômes interstitiels.* — Les connexions avec le tissu utérin persistent assez longtemps ; voici comment : les vaisseaux utérins, de petit et de moyen calibre principalement, sont entourés d'une gaine conjonctive assez dense qui fait partie des tractus situés entre les faisceaux musculaires. Cette couche périphérique persiste ; elle entoure la couronne proliférante périvasculaire et s'écarte à mesure que cette dernière se développe : lorsque le noyau myomateux est formé, elle est réduite souvent à une mince couche périphérique restant en contact avec les faisceaux néoformés ; mais on constate que, sur un ou deux points, elle se prolonge jusque dans les tractus conjonctifs du voisinage. (Voir l'obs. 23.)

En dehors de cette continuité très limitée, le reste de la tumeur s'isole ; elle refoule les faisceaux conjonctifs et musculaires du voisinage, ceux-ci deviennent parallèles à la surface de la tumeur, forment des lames musculairees concentriques, constituent une véritable *coque* (1).

Entre cette coque et le myôme, on trouve une série de bandes peu épaisses, formées surtout de fibres conjonctives, souvent écartées par des espaces assez larges, reliées par de minces fibrilles ondulées ; elles constituent une *capsule*, dont le rôle est fort important.

Les fibro-myômes sous-muqueux et sous-péritonéaux présentent un développement spécial à cause de leur situation superficielle ; leur évolution aura une tendance naturelle à se faire du côté où elle rencontrera la moindre résistance, vers la surface.

2° Les *fibro-myômes sous-muqueux* empruntent une physionomie particulière au voisinage de la muqueuse ; ils n'ont, en effet, le plus souvent pas de coque véritable, car ils ne refoulent d'un côté que la couche conjonctive de la muqueuse qui n'est pas assez dense pour constituer des plans concentriques de quelque importance. Primitivement sessiles, ils soulèvent la muqueuse adjacente qui se trouve, par le fait mécanique de cette pression et de la distension simultanée, atrophiée, parfois même réduite à l'épithélium de la surface et à une mince zone conjonctive réticulée. Du côté de la couche musculaire, la tumeur envoie des prolongements qui assurent la continuité des tissus anciens et néoformés ; sur le reste de la périphérie elle s'isole plus ou moins complètement.

Ces tumeurs ont tendance à se péduliser pour plusieurs raisons : leur accroissement rencontre une barrière solide du côté du muscle, insignifiante du côté de la muqueuse : les con-

---

(1) Nous réservons donc la dénomination de *coque* à la couche du tissu utérin qui s'oriente autour de la tumeur ; qui, par exemple, dans les volumineuses tumeurs interstitielles, persiste entre elles et la surface péritonéale. La *capsule* est ce tissu conjonctif, très lâche, au niveau duquel on trouve facilement un plan de clivage dans l'énucléation des fibromes.

tractions musculaires (1) tendent à chasser ce noyau à moitié inclus : l'action de la pesanteur même aidera à la chute de ce corps inégalement soutenu.

A mesure qu'elle fera saillie, la tumeur entraînera autour d'elle la muqueuse amincie qui la recouvrait tout d'abord : cette muqueuse s'atrophiera de plus en plus sous l'influence de la distension de la masse centrale et des frottements contre les parois utérines ; il est fréquent de n'en plus rencontrer à la surface des gros polypes fibreux.

Nous ignorons si les polypes conjonctifs ont toujours cette origine : peut-être se forment-ils également, par un processus analogue, dans le tissu connectif de la muqueuse, au lieu de débuter dans la paroi conjonctivo-musculaire sous-jacente. Ce qui nous ferait admettre cette opinion, c'est la rareté, l'absence parfois, des fibres musculaires dans ces productions qui se rapprochent souvent bien plus par leur structure du tissu connectif de la muqueuse que de celui de la paroi même. Les deux origines sont possibles, le tissu musculaire pouvant s'atrophier et disparaître dans une tumeur mal irriguée comme le sont les polypes.

3° Les *fibro-myômes sous-péritonéaux* se forment, non pas dans la couche conjonctive qui supporte la séreuse, mais autour des vaisseaux sous-jacents ; aussi présentent-ils toujours une coque : elle est naturellement mince du côté de la surface, ne renferme pas toujours des faisceaux musculaires, mais elle existe : la tumeur n'est pas directement tapissée par le péritoine. La tendance à la pédiculisation de ces tumeurs s'explique comme pour les polypes ; elle est pourtant moins marquée ; on rencontre plus souvent des tumeurs sessiles sous-péritonéales que sous-muqueuses. Voici pourquoi : l'accroissement de ces tumeurs est souvent plus lent ; on en voit fréquemment de très petit volume à côté de grosses masses interstitielles : ce fait peut tenir à ce

(1) Virchow insiste sur la contractilité des fibres vasculaires lisses, au niveau des myômes en particulier, dont la consistance varie suivant que les faisceaux sont relâchés ou contractés.

que la circulation est moins active, la vie ralentie à la surface externe de la matrice.

D'autre part, l'énucléation de la tumeur est plus lente qu'au niveau de la muqueuse parce que les contractions du muscle utérin y ont moins d'effet ; parce qu'aussi les faisceaux musculaires sont beaucoup moins épais et moins serrés à la périphérie qu'au centre de l'utérus. Quoi qu'il en soit, c'est grâce à cette action musculaire que l'énucléation se fait ; la coque reste fort mince, très peu vasculaire ; la capsule n'a que peu d'importance.

Quant au pédicule, voici sa constitution : nous trouvons revêtue de la couche péritonéale, une gaine générale conjonctive, avec quelques rares faisceaux musculaires, qui va au contact de la tumeur ; à ce niveau les faisceaux périphériques se dispersent dans la coque ; les faisceaux centraux gagnent, au contraire, le fibro-myôme, les uns le pénétrant, les autres se répandant à sa surface.

Au milieu de ce tissu conjonctif nous voyons un groupe important de vaisseaux volumineux, à lumière large, à paroi propre épaisse : ces vaisseaux ne dépassent pas le pédicule ; quelques-unes de leurs branches, de même structure, circulent dans la capsule sous-péritonéale ; d'autres pénètrent dans le fibro-myôme ; mais là leur structure est toute différente, car les vaisseaux de ces tumeurs sont tous lacunaires, creusés à même le tissu.

CHAPITRE VII

HISTOLOGIE DES FIBRO-MYOMES

I. — Myomes purs. — Ces tumeurs sont rares. Nous ne voulons plus, en effet, parler des petits nodules au début de leur évolution qui sont formés presque uniquement de fibres musculaires lisses ; nous n'avons en vue que les tumeurs ayant acquis leur complet développement.

Nous avons rencontré, dans deux cas, des masses isolées au milieu de fibro-myômes, assez fermes, arrondies, à surface blanche, à stroma d'un brun clair (obs. 26 et 27). Au microscope nous ne trouvons que des faisceaux ondulés, serrés les uns contre les autres et constitués par des fibres de même aspect, allongées, à contour parfois fort net, souvent plus vague, à noyau en bâtonnet ; les vaisseaux sont peu nombreux. Nous remarquons que nombre de fibres sont dépourvues de noyau.

Nous attribuons cet aspect à une nécrose du tissu musculaire.

II. — Fibro-myomes. — Cette dénomination est due aux tumeurs où chacun des deux éléments, conjonctif et musculaire, est largement représenté ; l'un ou l'autre prédominant d'ailleurs souvent : ce type anatomique est de beaucoup le plus fréquent pour les tumeurs ayant acquis un volume assez considérable.

Les coupes apparaissent, dans leur ensemble, formées de bandes musculaires et conjonctives denses, accolées les unes aux autres, renfermant un certain nombre de vaisseaux.

Les *bandes musculaires* ont des aspects très variables ; elles sont parfois très épaisses, ou au contraire très grêles, réduites à quelques fibres ; elles peuvent être très denses, ou au con-

traire divisées par la pénétration de minces travées conjonctives.
Les fibres lisses ont le même aspect, les mêmes dimensions
qu'au niveau de la paroi utérine.

Le *tissu conjonctif* intercalaire n'est pas toujours identique :
tantôt ce sont des fibres allongées qu'à un examen superficiel
on pourrait prendre pour des cellules musculaires et disposées
en faisceaux semblables ; mais on les distingue par leurs
noyaux plus grêles, plus effilés ; par leur contour protoplas-
mique moins net, aspect différant surtout sur les coupes perpendiculaires à l'axe cellulaire. Tantôt c'est un tissu très dense, à
peu près dépourvu de cellules nucléées, sans interstices cellulaires, tissu anhiste. Parfois ce tissu devient plus lâche, formé de
fibres ondulées, entre-croisées, très fines, dépourvues, elles-aussi,
de noyaux, mais renfermant quelques cellules arrondies dans
leurs mailles.

Les *vaisseaux* sont assez nombreux : ce sont tous des canaux
lacunaires, c'est-à-dire creusés à même dans le tissu ambiant
et non munis d'une paroi propre, indépendante. Leur calibre
est très variable ; les uns sont de simples capillaires ; les autres
forment des lacunes plus ou moins larges, arrondies ou aplaties ; le plus souvent à contour irrégulier, vaguement étoilé. Ils
peuvent, en grand nombre, acquérir des dimensions considérables et constituer un véritable tissu caverneux.

Ils sont tapissés d'une couche endothéliale : les cellules y
sont le plus souvent aplaties ; mais elles peuvent se gonfler, le
noyau devient saillant ; parfois même on rencontre, surtout au
fond des angles du contour, des amas proliférants, indiquant
l'irritation inflammatoire de l'endothélium. Ces cellules reposent
sur une bande mince, claire, conjonctive qui les sépare du tissu
voisin, conjonctif ou musculaire, dont les faisceaux s'écartent
pour entourer le canal.

Les vaisseaux de fort calibre sont d'ordinaire environnés d'une
épaisse couche fibreuse dense, sans séparation d'ailleurs avec le
tissu périphérique.

Les plus petits vaisseaux et les capillaires, au contraire, sont environnés fréquemment d'une couronne cellulaire proliférante, à noyaux multiples et fortement colorés, semblable à celle que nous avons vue déjà autour des vaisseaux de l'utérus fibrogène ; nous y retrouvons également les pointes d'accroissement. Le processus proliférant est toujours le même..

Le mode d'accroissement des fibro-myômes explique donc leur aspect lobulé, en tourbillons juxtaposés : chaque nodule, en effet, représente une nouvelle formation se produisant autour d'un nouveau centre : pointe d'accroissement dérivant d'une couronne périvasculaire. Cette pointe est l'origine d'un néo-capillaire ; ce capillaire se développe en même temps que le tissu fibro-myomateux s'accroît à la périphérie.

Ces faits nous expliquent donc : 1° l'absence de vaisseaux à paroi propre, puisque le développement vasculaire se fait toujours d'après le type primitif des vaisseaux lacunaires ; 2° la faible irrigation de la tumeur même, puisque les canaux n'ont pas de paroi élastique et qu'un certain nombre s'oblitèrent ; 3° la facilité de la production de thomboses au niveau de ces parois à contours irréguliers, à épithélium parfois saillant, parfois même proliférant.

Les *lymphatiques* sont difficiles à distinguer des canaux sanguins lacunaires ; on a pu les injecter, mais surtout à la périphérie de la tumeur, où on les a vus très volumineux (Poirrier).

Quant aux *nerfs*, on les a vus également dans les fibro-myômes ; on a même décrit leurs terminaisons au niveau des fibres musculaires.

III. — Fibromes purs. — Nous rangeons dans cette catégorie les tumeurs formées uniquement, ou presque uniquement, par du tissu conjonctif. Il est rare qu'on ne puisse y rencontrer quelques fibres musculaires, mais elles sont si disséminées, si peu abondantes que nous sommes ici en droit de les négliger.

Ces tumeurs fibreuses ont d'ordinaire un volume assez considérable ; elles correspondent au stade le plus avancé du développement des petits myômes primitifs.

Nous trouvons deux sortes d'éléments constitutifs : d'une part, des fibres nucléées ; d'autre part, un tissu plus ou moins dense, où les noyaux sont très peu nombreux.

Les *fibres conjonctives* sont d'ordinaire réunies en faisceaux serrés, de volume variable : elles sont donc disposées parallèlement, rectilignes ou légèrement ondulées, reconnaissables à leur noyau bien coloré, légèrement effilé, au contour cellulaire beaucoup moins net que celui des fibres musculaires.

Nous trouvons, en outre, en moins grande abondance, d'autres éléments cellulaires, plus volumineux, ovoïdes ou elliptiques, à noyau court et épais : ce sont des cellules conjonctives non fibrillaires.

Ces différentes cellules, fibrillaires ou non, sont séparées les unes des autres par de minces tractus de *tissu fibreux*, qui se développe davantage dans l'intervalle des faisceaux.

Ce tissu a des aspects différents : tantôt il forme une nappe *homogène*, absolument dense ; tantôt, au contraire, il est représenté par de très minces *fibrilles* très ondulées, contournées, s'enchevêtrant, constituant une sorte de feutrage à mailles de dimensions variables. Ces deux formes correspondent aux différentes consistances des tumeurs : la première prédomine dans les fibromes durs, la deuxième dans les fibromes ramollis. Nous pensons que c'est un tissu identique ; mais il est compact dans le premier cas ; dans le deuxième, au contraire, il est divisé, comme disséqué, par l'infiltration des liquides œdémateux.

Il est inutile de dire que ces deux sortes de tissus coexistent presque toujours ; mais ils se montrent plus ou moins abondants et prédominent largement, l'un ou l'autre, dans les formes extrêmes.

Les *vaisseaux* des fibromes ont la même structure que ceux des fibro-myômes : ils sont d'ordinaire moins nombreux. Les capillaires en particulier sont plus rares ; la prolifération cellulaire périphérique est moins marquée ; au contraire, la gaine fibreuse est plus développée.

Nous devons dire ici quelques mots de la structure un peu spéciale que nous avons observée dans les *polypes fibreux* : le tissu conjonctif y affecte un aspect réticulé, à mailles assez longues, formé de courtes fibres nucléées et de fibrilles dépourvues de noyau ; dans les mailles on trouve des cellules ovoïdes ou arrondies, souvent irrégulières, parfois volumineuses, à gros noyau ; il y a fort peu de fibres conjonctives bien développées, formant rarement des faisceaux importants.

Cet aspect correspond, d'ailleurs, à la consistance assez molle, à l'aspect jaunâtre, lâchement fasciculé, suintant à la coupe, qu'offrent ces polypes.

Les vaisseaux sanguins sont d'ordinaire peu volumineux et assez peu nombreux ; ils ont également une paroi formée simplement par la condensation, à leur pourtour, du tissu conjonctif du voisinage.

Quant à l'épithélium de la surface, qui dérive de la muqueuse, il est aplati par l'extension que lui fait subir l'accroissement de la tumeur. Il est, d'ailleurs, fréquent de le voir disparaître en tout ou en partie, par suite, vraisemblablement, des frottements répétés contre les parois utérines ou vaginales. Les polypes fibreux ne renferment pas de culs-de-sac utérins. La muqueuse qui les accompagne est donc considérablement atrophiée.

CHAPITRE VIII

L'UTÉRUS FIBROMATEUX

Notre étude a débuté par l'examen de l'utérus au moment où commencent à se développer les tumeurs fibro-myomateuses; nous allons maintenant examiner les changements que la matrice a subis de par le fait de la transformation des petites proliférations cellulaires en tumeurs volumineuses.

Examinons d'abord les régions voisines de la tumeur. Nous avons vu qu'en s'accroissant celle-ci refoulait autour d'elle les faisceaux musculaires et conjonctifs qui ne prenaient point part à sa formation. De la sorte se constitue une enveloppe, une *coque*, dont l'épaisseur est très variable suivant le siège de la tumeur ; nous avons expliqué comment les polypes sous-muqueux, saillant par refoulement de la muqueuse, ne s'entouraient pas de bandes fibro-musculaires ; comment les fibro-myômes sous-péritonéaux, refoulant devant eux les couches assez lâches sous-séreuses et les distendant en se pédiculisant, ne possédaient qu'une coque fort mince et de faible importance. Nous allons voir qu'il n'en est pas de même pour les tumeurs interstitielles.

Autour de ces dernières en effet existent des couches épaisses et nombreuses : les différents faisceaux, entremêlés primitivement sans orientation apparente, se disposent maintenant parallèlement entre eux, parallèlement à la surface de la tumeur. Il semble que ces couches, refoulées, distendues, doivent s'amincir en proportion ; en réalité elles subissent une hypertrophie compensatrice, car autour même des énormes fibromes interstitiels, nous trouvons une enveloppe qui a souvent conservé l'épaisseur de la paroi utérine normale et mesure 2 et 3 centim. et plus.

Cette enveloppe présente à peu près la même constitution que la paroi utérine proprement dite : les faisceaux conjonctifs y alternent avec les bandes musculaires lisses, les fibres qui constituent celles-ci avant leur aspect habituel. Les faisceaux les plus rapprochés de la tumeur sont d'ordinaire plus étroits, semblent subir davantage l'influence de la distension causée par la masse.

La structure de cette coque a une grosse importance : on nous excusera de faire ici une courte digression dans le domaine de la thérapeutique chirurgicale.

Nous attirerons d'abord l'attention sur ce qui se passe lorsqu'on pratique l'énucléation des fibromes interstitiels sans ablation de l'utérus (1) : nous rappellerons que, par la voie vaginale, cette opération consiste, après avoir sectionné le col de chaque côté (hystérotomie bicervicale transverse), à atteindre la tumeur à travers la paroi utérine et à l'enlever par morcellement, tout en respectant l'utérus. Il est donc nécessaire de ne pas perforer la coque : l'épaisseur de celle-ci la met d'ordinaire à l'abri de cet accident ; elle est souvent éversée avec le fond de l'utérus à la fin de l'opération et on constate alors facilement et son épaississement et son intégrité.

D'autre part, il était à craindre que la cavité creusée par l'ablation de la tumeur en pleine paroi utérine ne restât longtemps béante : c'est ici que se manifeste nettement l'action des faisceaux musculaires ; il se produit une rétraction comparable à l'involution de l'utérus post-partum : en quelques jours les parois s'accolent et la poche s'oblitère complètement.

Il est aisé de concevoir que l'énucléation sera d'autant plus facile que la consistance entre les deux tissus, tumeur et coque,

______

(1) Nous avons vu plusieurs fois, en incisant la coque utérine largement, peu après une hystérectomie, les lèvres de l'incision bâiller et la tumeur sous-jacente saillir, s'énucléer même en partie lorsqu'elle est d'un volume modéré ; la gangue utérine la comprimait et tend à l'expulser dès qu'une voie de sortie lui est offerte.

différera davantage et qu'elle sera très malaisée pour les tumeurs ramollies, œdémateuses. D'autre part, l'absence complète d'encapsulement, c'est-à-dire la fusion entre la paroi utérine et le néoplasme la rend impraticable : c'est ce qui se passe en particulier pour les adéno-myômes interstitiels.

Entre la coque et la tumeur existe un tissu lâche dont la constatation macroscopique est ordinairement facile, car il suffit de l'atteindre pour que l'on puisse énucléer le fibrome. Cette *capsule* a donc également une grosse importance pratique.

Nous avons examiné sa constitution sur des coupes comprenant ses deux limites, d'une part le néoplasme, d'autre part la coque. La tumeur est bordée par des faisceaux parallèles à sa surface ; la capsule, de même, est formée de bandes concentriques. Entre ces deux tissus s'étendent des travées minces, ondulées, formées de fibrilles fines ; loin d'être accolées, ces bandelettes sont séparées par des intervalles vides, plus ou moins larges. Dans l'épaisseur des travées on rencontre quelques vaisseaux de moyen et de petit calibre.

Il est facile d'expliquer la formation de cette capsule : dès le début du développement de la tumeur, nous l'avons indiquée. Le myôme se forme-t-il autour d'un capillaire ? La zone proliférante active est entourée d'une bande fibreuse anhiste qui, en étant distendue, se transformera en ces travées conjonctives lâches. Se forme-t-il autour d'un petit vaisseau à paroi plus développée ? Dans ce cas, ce tissu conjonctif lâche existe déjà, ce vaisseau étant réuni seulement par de minces tractus aux faisceaux voisins.

D'ailleurs cet espace ne peut que devenir plus manifeste à mesure que la tumeur se développe : celle-ci en effet subit nécessairement des mouvements par rapport à la coque utérine, mouvements très faibles, mais évidents : ils sont dus d'abord à l'accroissement même de la tumeur qui ne coïncide pas absolument avec celui de l'utérus ; ils sont dus à l'inégale densité, à l'inégale consistance de ces deux tissus qui, par les simples déplacements du corps de la malade, tendront à déplacer le centre de gravité de la tumeur, par conséquent à la mobiliser ; ils sont dus enfin aux contractions lentes, mais fréquentes, des faisceaux musculaires de la coque utérine qui se resserrent autour de ce corps étranger. Cette compression, en outre, rend peu active la circulation, par conséquent la nutrition du tissu compris dans cette zone. Pour ces différentes raisons, les fibres conjonctives y resteront ondulées, lâches, peu résistantes, séparées par des espaces remplis de sérosité.

La capsule joue en somme le rôle d'une bourse séreuse (1) ; mais il ne faudrait pas lui donner ce nom, car il y a des différences de structure considérables (absence d'endothélium, présence de travées transversales) qui expliquent mal qu'on ait pu la considérer comme telle.

Nous avons déjà en partie décrit la *paroi utérine musculaire* en parlant de la coque qui n'en est qu'une dépendance. Les altérations histologiques sont celles que nous avons vues au début : lésions de métrite, caractérisées par les amas cellulaires autour des vaisseaux de petit calibre. Le tissu conjonctif est habituellement abondant.

On rencontre d'ordinaire un grand nombre de vaisseaux de gros calibre, soit à paroi propre, soit lacunaires. Parfois ces dilatations vasculaires sont assez considérables pour donner un aspect caverneux au tissu utérin. (Obs. 17.)

A niveau du col, les altérations histologiques, dans les cas de tumeur du corps, sont beaucoup moins accentuées, dans les différentes couches.

La *cavité utérine* est agrandie ; ce fait tient à deux causes : 1° l'utérus fibrogène est d'ordinaire volumineux ; sa cavité est déjà longue avant le développement de tumeurs pouvant, par elles-mêmes, la modifier ; 2° le muscle utérin étant distendu par

____

(1) Il n'est pas rare de rencontrer, autour de certains fibromes, une cavité presque complètement libre, limitée par les deux surfaces concentriques très lisses.

le néoplasme et l'entourant, le suit dans son ensemble et entraîne avec lui la cavité qu'il renferme.

La *muqueuse* a des aspects variables, mais nous l'avons, pour ainsi dire, toujours trouvée altérée (elle ne nous a paru normale que dans notre obs. 24). Elle est assez souvent *hypertrophiée* ; elle prend un aspect fongueux, presque végétant, mesurant deux ou trois fois l'épaisseur normale. Ce fait est dû à des altérations des deux éléments : glandulaire et interstitiel : les culs-de-sac sont nombreux, placés sur plusieurs rangs ; la plupart sont dilatés, renfermant un coagulum granuleux ; l'épithélium qui les tapisse, normal par places, est remplacé en maints endroits par des amas de cellules épithéliales arrondies, en active prolifération.

Le tissu conjonctif interstitiel est infiltré de nombreuses cellules rondes, inflammatoires ; les culs-de-sac sont donc écartés les uns des autres. Les vaisseaux y sont d'ordinaire peu abondants, réduits pour la plupart à d'étroits capillaires. Mais il n'est pas rare de les voir, au contraire, excessivement dilatés, remplir presque complètement les espaces interglandulaires, former des lacs sanguins.

En résumé, lésions *d'endométrite glandulaire* et *interstitielle*, parfois *hémorrhagique* (1).

L'hypertrophie de la muqueuse n'est pas constante : parfois, au contraire, elle fait place à un *amincissement*, la surface de la cavité utérine devenant lisse et n'ayant plus nullement l'aspect végétant. On trouve alors, sous l'épithélium légèrement aplati, une épaisseur moindre de culs-de-sac glandulaires ; ils sont écartés, beaucoup moins nombreux que normalement ; la plupart sont dilatés ; on rencontre peu de canaux excréteurs. Leur épithélium est peu élevé, il ne prolifère guère. Le tissu conjonctif interstitiel est largement réticulé et renferme peu de cellules rondes. En un mot, nous constatons une atrophie des différents

---

(1) Wyder (*Arch. für Gynækol.*, 1887, p. 38) insiste sur cette hypertrophie habituelle de la muqueuse des utérus fibromateux ; il compare la description qu'il donne à un adénome diffus.

éléments de la muqueuse. Elle est probablement due à plusieurs causes : 1º étirement de la muqueuse par l'élargissement et l'élongation de la cavité ; 2º compression par les tumeurs ; 3º gêne circulatoire de même origine (1).

Le *péritoine* étant distendu par le développement des tumeurs, il n'est pas étonnant que les coupes portant à son niveau montrent une faible quantité des noyaux de son endothélium. La couche celluleuse sous-péritonéale renferme quelquefois d'énormes vaisseaux surtout veineux, mais principalement, d'ordinaire, des canaux de petit calibre en abondance.

Jetons un coup d'œil sur l'état des *annexes* :

Les *ligaments larges* sont distendus pour suivre l'augmentation du volume de la matrice ; les vaisseaux qu'il renferme sont très considérables. Nous avons rencontré (obs. 27) de petites concrétions arrondies, du volume d'un pois, à surface lisse, brillante, de consistance très dure ; ces productions, très aisément énucléables, sont vraisemblablement des phlébolithes, reliquats d'anciennes thromboses.

Les *trompes* ont un aspect très variable. Le plus souvent, elles subissent une élongation correspondant à celle du corps utérin ; lorsque, par suite de la prédominance des tumeurs sous-péritonéales, le corps utérin lui-même n'a pas subi une hypertrophie considérable, les trompes sont moins longues ; parfois, elles sont ratatinées, atrophiées. Mais, le plus souvent, elles sont grosses : cette augmentation porte, d'ailleurs, principalement sur la moitié externe, normalement plus développée. Les vaisseaux superficiels y sont abondants ; les franges du pavillon sont épaissies, rouges.

L'augmentation de volume tient à deux causes : un épaissis-

---

(1) Curatolo (*Annali di ostetricca et gynec.*, 1891, nᵒˢ 1 et 2) distingue l'état de la muqueuse au niveau de la tumeur et dans le reste de la cavité ; il note dans le premier cas une endométrite interstitielle avec destruction des glandes, au contraire une endométrite glandulaire dans les autres points. Nous avons vu cette disposition ; mais on peut également observer une atrophie glandulaire sur toute la surface de la cavité utérine.

sement de la paroi, une dilatation de la cavité. Celle-ci, renfermant rarement du pus, est d'ordinaire comblée par les replis très développés de la muqueuse.

Voici, résumées, les lésions que l'on trouve au microscope :

Dans la paroi, les faisceaux musculaires et conjonctifs subissent une augmentation à peu près parallèle : le second de ces éléments prédomine habituellement. De même, les vaisseaux sanguins se dilatent, surtout à la périphérie. Lorsque les lésions sont très marquées, on trouve des plaques d'infiltration embryonnaire rapprochées de la muqueuse.

Les altérations qui frappent cette dernière sont de divers ordres : nous y relevons d'abord un développement exagéré des replis dont les ramifications remplissent la cavité ; le stroma conjonctif central, quelquefois infiltré de cellules rondes, présente une augmentation du nombre de ses vaisseaux. Quant à l'épithélium cylindrique de la surface, il offre par places des amas de prolifération assez active. On trouve dans la lumière du canal un léger exsudat, contenant quelques cellules rondes.

En résumé, dans la *majorité* des cas, *la trompe présente des lésions inflammatoires légères*, mais qui peuvent progresser et aboutir à la suppuration de l'organe.

Y a-t-il dans ces faits simple coïncidence ? faut-il attribuer à une des deux lésions (tubaire et utérine) une influence sur la production de l'autre ? relèvent-elles enfin d'une cause commune ? Ces trois hypothèses méritent de nous arrêter quelques instants.

Il est difficile de ne voir dans la coexistence des fibro-myômes et des salpingites qu'une simple coïncidence. Nous assistons, en effet, alors à des altérations inflammatoires qui atteignent tout l'arbre génital : muqueuses, parois musculaires, vaisseaux subissent des lésions de même ordre. Nous avons déjà signalé la fréquence des petits myômes superficiels dans les cas d'infections salpingiennes et péri-utérines ; nous avons montré, d'autre part, combien était nette l'origine inflammatoire des fibro-myômes : il est assez logique de penser qu'il y a plus qu'un hasard dans la rencontre de ces altérations.

Les salpingites peuvent-elles être cause de fibro-myômes? On en rencontre assez souvent au niveau du canal tubaire intra-utérin, dans la corne utérine : formant tantôt des anneaux fibreux, tantôt des nodules adjacents au canal, ils semblent bien dépendre d'une altération inflammatoire de celui-ci. Nous ignorons si ces productions acquièrent souvent un volume considérable; nous n'en avons vu que de petites dimensions.

Les fibro-myômes, enfin, peuvent-ils être cause de salpingites? Non pas directement, mais le traumatisme causé par l'élongation et la compression des trompes peut y favoriser la localisation et le développement de germes infectieux.

Donc, sauf quelques cas particuliers, il n'y a pas de relations directes de cause à effet, entre les fibro-myômes et les salpingites qui les accompagnent. Mais nous pouvons invoquer, pour expliquer leur coïncidence, une communauté d'origine; nous avons montré tout à l'heure, sur quelles constatations elle s'appuie; nous avons déjà tablé sur elle, comme sur un des arguments en faveur de la pathogénie inflammatoire microbienne des fibro-myômes.

Les *ovaires* sont habituellement augmentés de volume, microkystiques. Histologiquement, nous avons constaté après Popoff (1) et Bulius (2) une prolifération du tissu conjonctif aux dépens du stroma musculaire, des dilatations des follicules de de Graaf; en un mot, une dégénérescence scléro-kystique.

Quelquefois, inversement, on trouve des ovaires petits, très atrophiés, qui représentent, d'ailleurs, le stade terminal du processus précédent. Enfin parfois, surtout chez les malades jeunes, nous n'avons pu reconnaître d'altération appréciable (obs. 24). C'est dire que les lésions ovariques ne peuvent être incriminées dans la pathogénie des fibro-myômes : comme au niveau des trompes, *ces lésions relèvent de la même cause inflammatoire*, mais n'ont pas de relations de cause à effet avec les tumeurs utérines.

(1) *Centralblatt für Gynækologie*, 1890.
(2) *Congrès de Gynécologie de Bonn*, 1891.

Claisse.   4

CHAPITRE IX

ÉVOLUTION DES FIBRO-MYOMES

Nous répéterons au début de ce chapitre que nous ne désirons nullement examiner toutes les transformations signalées et décrites dans de nombreux travaux. Nous ne parlerons que des faits que nous avons observés et qui sont nécessairement en nombre restreint.

Augmentant de volume progressivement suivant le mode que nous avons décrit, par accroissement de nodules périvasculaires, par formation de nouveaux centres autour des pointes d'accroissement, les tumeurs fibro-myomateuses de l'utérus peuvent acquérir un volume considérable. Cet accroissement se fait lentement car la prolifération cellulaire est modérée, comme dans toute tumeur homœomorphe ; de plus, à mesure qu'il se produit, la compression, due soit à la coque utérine, soit aux organes voisins, l'entrave par action mécanique et ralentissement de la circulation.

Le rôle de la circulation dans l'évolution de ces tumeurs, est en effet certain, et nous avons déjà parlé des observations maintenant nombreuses de régression ou d'arrêt dans leur développement à la suite de *ligature des artères utérines*. Nous nous garderons de discuter la valeur de ce traitement, car la durée de son action est souvent éphémère à cause du rétablissement de la circulation par les autres vaisseaux de l'utérus. Mais il nous paraît démontrer clairement l'influence de la circulation sur le développement des fibro-myômes.

C'est vraisemblablement par un procédé similaire qu'agit la *ménopause* naturelle ou consécutive à l'ablation des ovaires ; son premier effet est d'amener l'atrésie vasculaire de l'appareil génital qui se manifeste de suite par la disparition des règles et plus tard par l'atrophie générale des organes féminins.

D'ailleurs, il en est ici comme de la ligature des artères utérines, la ménopause amène habituellement, mais non constamment, l'arrêt de développement des fibro-myômes ; les observations ne sont pas rares où ils ont continué à évoluer malgré elle et ont nécessité une intervention à 55, à 60 ans ; bien plus, certains n'ont commencé à se manifester qu'après la ménopause, sans qu'on puisse établir qu'ils n'avaient pas débuté auparavant.

Indépendamment de toute intervention chirurgicale et de la ménopause, il est certain que nombre de fibro-myômes restent de bonne heure *stationnaires ;* citons comme exemple la fréquence des tumeurs trouvées à l'autopsie de femmes de tout âge à la Salpêtrière.

Ce fait n'est pas pour nous surprendre ; d'une part, le processus inflammatoire peut s'arrêter et les néoformations vasculaires et périvasculaires ne se produisent plus ; d'autre part, la tendance oblitérante de l'endothélium vasculaire peut aboutir à l'obstruction d'un nombre assez important de vaisseaux pour que la tumeur insuffisamment irriguée ne s'accroisse plus.

En résumé, arrêt des phénomènes inflammatoires, diminution de la circulation de cause extra ou intra-utérine, tels sont les deux faits principaux auxquels nous attribuons l'arrêt de développement des fibro-myômes.

Ce serait empiéter sur le domaine de la clinique que de décrire les conséquences amenées inversement par l'*accroissement* exagéré de la tumeur : les compressions viscérales, en particulier des uretères ; l'affaiblissement général causé par les pertes, par l'évolution d'une tumeur volumineuse, se nourrissant aux dépens de l'organisme, peut-être par la production à son niveau de substances toxiques ; les lésions rénales (1), cardia-

(1) Hubert a insisté sur la fréquence de l'albuminurie ; elle peut tenir à deux causes : à une simple compression mécanique de l'uretère, ou à des lésions de néphrite diagnosticables par l'existence des autres signes de brightisme.

ques qui en dérivent (Sébilau, Strassmann et Lehmann).

Les phlébites assez fréquentes des membres inférieurs tiennent vraisemblablement autant aux altérations du sang (Bastard) qu'aux infections d'origine utérine.

Mais en dehors de l'évolution que nous qualifierions de normale s'il ne s'agissait d'un phénomène pathologique, caractérisée par la persistance de la structure générale de la tumeur, nous devons insister sur son évolution anormale, c'est-à-dire entraînant des modifications profondes des tissus.

Elles sont de nature variée : tantôt en effet elles consistent en une transformation simple, avec ou sans infiltration cellulaire, tantôt en la suppuration de la tumeur, tantôt enfin en une dégénérescence maligne. Cette division en transformations *aseptiques*, *septiques*, *malignes*, est sans doute bien artificielle, car nous ne pouvons affirmer que les dégénérescences œdémateuse, graisscuse, etc., ne sont pas sous la dépendance directe de germes pathogènes, et de plus certains auteurs se refusent à séparer le sarcome du myôme, l'appelant cancer musculaire : elle nous aidera pourtant à donner plus de clarté à cette étude.

I. — Transformations aseptiques

Transformation œdémateuse. — Autant certaines tumeurs sont dures, compactes, autant certaines autres sont molles, formées d'un tissu d'aspect aréolaire à mailles remplies d'une substance semi-fluide, gélatiniforme. Nous ne reviendrons pas sur la description histologique de ces tumeurs que nous avons faite au chapitre VII ; rappelons qu'on trouve des bandes conjonctives et musculaires à la fois amincies et dissociées par la pénétration entre les fibres du tissu qui constitue la plus grande partie de la masse : celui-ci est formé de fibrilles minces, ondulées, enchevêtrées les unes dans les autres, laissant entre elles des espaces de dimensions variables, renfermant en petit nombre des cellules nucléées, arrondies, d'autres triangulaires, étoilées ; il contient des vaisseaux à paroi mince peu abondants, les uns fort dilatés, les autres de petite dimension, offrant quelquefois une couronne de cellules proliférantes (voir les observations 15, 29, 31, 32).

Cet état, caractérisé principalement par l'infiltration de sérosité et la dissociation des faisceaux, cet état œdémateux correspond évidemment à des troubles circulatoires. A quelles causes les attribuer ? Fochier et Tripier regardent les portions gélatiniformes comme centres d'évolution et progression et non de ramollissement et de dégénérescence. Paviot et Bérard invoquent, pour expliquer cet œdème, des stases partielles par écrasement des veines dans les tumeurs, écrasement dû aux néoformations excessives. Nous admettons fort bien cette compression de la tumeur sur ses éléments mêmes ; mais nous ne croyons pas qu'il faille voir dans cet état un signe de prolifération, de néoformation plus active ; les cellules nucléées y sont peu abondantes, les couronnes proliférantes périvasculaires rares ; ce tissu donne bien plutôt une impression de dégénérescence cellulaire.

Nous attribuons une influence plus considérable aux oblitérations vasculaires. Pilliet insiste sur ce fait pour expliquer la formation de cysto-sarcomes, la prolifération cellulaire sarcomateuse envahissant la lumière du canal aussi bien que le tissu périphérique. Or ce phénomène existe également, nous l'avons vu, pour des lésions inflammatoires simples (voir fig. 3) ; nous rapprochons, en un mot, cette lésion de l'œdème consécutif à toute phlébite.

C'est à cette théorie également que nous nous rallions pour expliquer la formation des kystes ; nous croyons qu'il n'y a qu'une question de degré entre la dilatation des lymphatiques ou des canaux sanguins dans les fibro-myômes œdémateux et la dilatation excessive qui aboutit à la formation de kystes. Nous ne croyons pas, comme l'ont soutenu Virchow, Klebs, Routh, Thomas, etc., qu'il s'agisse d'un simple ramollissement local de la tumeur, mais bien, comme l'ont pensé Billroth, Kœberlé, d'une dilatation progressive des espaces lymphatiques. Le Bec a vu la paroi kystique revêtue de cellules aplaties reposant sur les éléments musculaires du fibro-myôme. La structure des vaisseaux, dépourvus de paroi musculaire propre, est favorable à cette dilatation en arrière d'un obstacle ; les canaux lymphatiques et sanguins paraissent d'ailleurs également aptes à y donner lieu.

Duret admet aussi cette conception, en relatant plusieurs cas de kystes, à contenu gélatiniforme ou sanguinolent, développés soit dans la paroi utérine, soit dans les fibromes ; pour ces derniers il donne une division qui établit les différents degrés de la lésion : fibromes à géodes et cysto-fibromes (mono ou polykystiques).

La *dégénérescence graisseuse* constitue un épiphénomène évolutif banal et qui correspond vraisemblablement à des troubles trophiques sur la nature desquels, d'ailleurs, nous n'avons pu faire de recherches personnelles.

Nous avons observé deux cas de tumeurs ayant un aspect macroscopique et microscopique bien spécial (obs. 26 et 27) ; nous en avons déjà parlé au chapitre VII. Rappelons simplement que nous les considérons comme des myômes purs en voie de *dégénérescence nécrobiotique*. Ce sont les seuls cas de tissu musculaire pur que nous ayons rencontrés dans des tumeurs volumineuses ; nous constatons qu'elles présentaient la même dégénérescence. Faut-il y voir plus qu'une coïncidence et l'absence d'infiltration conjonctive dans une tumeur utérine d'un certain volume serait-elle un indice de nécrose ? Nous ne voudrions pas tirer de conclusions de faits trop peu nombreux.

II. — Transformations septiques

Nous devons établir une distinction complète, dans ce chapitre, entre les polypes et les tumeurs dépourvues de relation avec la cavité utérine.

Que se passe-t-il pour les *polypes* du corps? Tant qu'ils n'ont pas acquis un volume assez considérable, ils restent dans la cavité utérine et gardent leur aspect normal ; leur pédicule s'allonge-t-il grâce à l'augmentation de leur poids et à la tendance expulsive de l'utérus, ils viennent faire saillie entre les lèvres du col, ou même pénètrent entièrement dans le vagin. Leurs conditions de vitalité changent alors totalement : l'irrigation est entravée par l'allongement, la compression du pédicule ; la surface, souvent excoriée, dépourvue même totalement d'un épithélium qui forme une barrière aux infections, se trouve en contact avec un milieu chargé de germes pathogènes, parfois même presque directement avec l'air.

La tumeur est donc dans des conditions éminemment favorables pour s'infecter ; il se produit des altérations inflammatoires des vaisseaux superficiels qui, par propagation ou par embolies, aboutissent à une oblitération plus ou moins complète des vaisseaux du pédicule. Ainsi s'explique le *sphacèle* si fréquent des polypes saillants, sphacèle septique, sphacèle s'accompagnant de phénomènes suppuratifs. Nous croyons donc que l'infection a une large part dans la production de cette transformation, que Balade attribuait simplement à des phénomènes irritatifs. Il ne s'agit là, en somme, que d'un phénomène banal : un tissu peu résistant de par sa structure et son irrigation défectueuse, s'infecte dans un milieu chargé de germes.

La suppuration des tumeurs qui ne sont pas en rapport immédiat avec ce milieu, des *fibro-myômes interstitiels,* est plus délicate à expliquer.

Il est certain d'ailleurs qu'elle est beaucoup moins fréquente. Signalée brièvement dans les traités, elle a donné lieu à quelques travaux (1). L'un des plus intéressants est celui de Hartmann et Mignot; ils ont trouvé un utérus poly-fibromateux dans lequel plusieurs tumeurs étaient entourées d'une capsule transformée en nappe purulente; l'une des masses était elle-même

---

(1) Reymond (*Soc. anatom.,* 26 janvier 1894) et Depla (*Presse médicale belge,* 23 février 1896), ont isolé le coli-bacille dans des myômes suppurés. L'infection a pu se faire par voie péritonéale, ayant l'intestin pour point de départ.

infiltrée de pus. L'infection était due à un bacille anaérobie que les auteurs ont retrouvé dans deux autres cas d'affections inflammatoires de l'appareil génital.

Nous n'avons observé qu'un cas de suppuration de fibro-myôme interstitiel : il existait (obs. 5) une poche, de grosseur d'une prune, isolée, unique, dans l'intérieur de la masse, renfermant un pus épais. Nous n'avons pu en faire l'examen bactériologique.

On peut émettre deux suppositions au sujet de *l'origine* de l'agent infectieux.

1° Nous avons déjà parlé de la présence assez fréquente, dans les fibro-myômes, de microbes, en dehors de toute suppuration. Que, sous une influence quelconque (traumatisme, accroissement rapide...) (1), le tissu néoformé devienne moins résistant, que le terrain devienne plus favorable, le développement des germes se fera plus librement, leur virulence s'exaltera ; la suppuration se forme. En un mot, d'après cette opinion, la tumeur porterait en elle-même la cause de cette suppuration ; il est d'ailleurs vraisemblable que, dans ces conditions, l'agent pathogène est celui qui a produit l'inflammation périvasculaire, origine de la tumeur. Nous assisterions alors à une évolution se résumant en ces termes :

a) *Infection subaiguë des vaisseaux utérins ;*

b) *Périvascularite proliférante (d'où fibro-myôme) ;*

c) *Exaltation de virulence des germes dans un terrain peu résistant ;*

d) *Suppuration.*

2° Un autre processus peut être admis ; il est même plus probable dans les cas (comme ceux de Hartmann et Mignot, de Veyssière) où la suppuration débute nettement dans la capsule. Il semble bien alors que l'infection soit d'origine exogène : elle se fait vraisemblablement par voie lymphatique, peut-être san-

---

(1) Lasnier insiste sur le rôle de l'ischémie comme cause prédisposante à l'infection.

Quénu (*Soc. de chirurgie,* 6 avril 1898) fait la même observation.

guine, ayant pour point de départ la muqueuse utérine. Mais, ici encore, la question de terrain joue un rôle important ; car nous voyons l'infection se localiser dans les points les plus faibles, dans un tissu lâche, soumis aux pressions les plus actives de l'utérus contre le fibrome. La richesse de cette zone en lymphatiques favorise l'apport microbien, tandis que la faible irrigation de la tumeur lui constitue une sauvegarde provisoire. Les étapes de ce processus seraient donc les suivantes :

a) *Infection de la muqueuse de l'utérus fibromateux ;*

b) *Propagation aux vaisseaux ;*

c) *Localisation au niveau de la capsule, point de moindre résistance.*

III. — Transformations malignes

Nous serons bref sur ces faits que nous avons très insuffisamment observés.

La *dégénérescence sarcomateuse* serait fréquente : Pilliet et Costes en ont observé une très forte proportion (neuf cas sur quatorze) ; ce nombre nous semble bien considérable et dépend certainement du hasard. Mais ils ont tiré de leurs examens des conclusions fort intéressantes au point de vue de cette évolution. Ils ont montré que le début de la transformation cellulaire se faisait au niveau des vaisseaux lymphatiques et sanguins : ce seraient les cellules endothéliales de ces canaux qui s'altéreraient d'abord ; la lésion progresse ensuite en suivant les pointes d'accroissement, en s'infiltrant à travers les faisceaux conjonctifs et musculaires, en les envahissant enfin. Ils considèrent, d'ailleurs, ces tumeurs comme ayant une malignité assez faible, une évolution lente.

Hyenne donne, dans sa thèse, des figures montrant bien le début périvasculaire du tissu sarcomateux.

Paviot et Bérard voient dans le sarcome, en particulier au niveau de l'utérus, un simple stade évolutif du tissu musculaire ; ils le nomment *cancer musculaire* et se refusent à séparer les tumeurs sarcomateuses des tumeurs myomateuses utérines.

Quoi qu'il en soit, lorsque cette transformation atteint la totalité d'une grosse tumeur utérine, elle n'est pas sans s'accompagner d'une augmentatton de volume plus rapide. La formation des kystes (obs. 9) est fréquente, qu'on l'explique par la compression des vaisseaux due à l'hyperactivité formatrice, ou par leur oblitération par les cellules sarcomateuses.

Épithélioma et fibro-myômes. — Deux points absolument distincts sont à étudier : 1° la coexistence de fibro-myômes et de cancer de la muqueuse ; 2° l'infiltration épithéliomateuse d'un fibro-myôme.

1° La première de ces éventualités est bien connue : elle est fréquente. Mais ces deux affections sont fort communes : faut-il donc voir dans leur réunion une simple coexistence, ou existe-t-il une dépendance de l'une par rapport à l'autre ?

En examinant les différentes statistiques, on est tenté d'adopter la première de ces opinions : Schrœder, Martin ont rencontré en effet, parmi la totalité des femmes les consultant pour affections gynécologiques, une moyenne de 3 p. 100 de cancer utérin ; c'est d'ailleurs un chiffre à peu près analogue pour les femmes atteintes de fibro-myômes (3 1/2 à 4 p. 100). La proportion des malades réunissant ces deux affections est-elle plus forte ? Il ne le semble pas (1) : c'est à des chiffres analogues de 3 et de 4 1/2 p. 100 qu'arrivent De Boucaud et Rœhrig. Sans doute, le traumatisme constant que causent sur l'utérus les tumeurs qui s'y développent ; sans doute l'état inflammatoire de la muqueuse utérine (invoqué à ce propos par Simpson, Schrœder, Verstraete, Ferroni) semblent prédisposer celle-ci à une dégénérescence carcinomateuse. Il n'en serait rien si les chiffres que nous indiquons sont l'exacte expression de la vérité.

2° L'épithélioma de la muqueuse peut-il se propager aux

___

(1) Nous avons trouvé, dans deux cas, un épithélioma cylindrique dans des débris de muqueuse enlevés par curettage chez des femmes ayant de gros fibromes utérins.

fibro myômes interstitiels ? Le fait est possible (1), car le cancer peut envahir la totalité de l'utérus et gagner ces tumeurs ; mais la présence de la capsule, véritable barrière, les faibles relations vasculaires entre les fibro myômes et la matrice nous font penser que la majorité des tumeurs ayant subi la dégénérescence carcinomateuse renfermaient primitivement des éléments épithéliaux (voyez chapitre X).

3º A fortiori adoptons-nous cette opinion pour les descriptions de carcinome, sans dégénérescence de la muqueuse (2). Autant il est difficile de concevoir une dégénérescence épithéliale dans une tumeur d'origine périvasculaire, de nature essentiellement conjonctivo-musculaire; autant on l'admet aisément au niveau d'une tumeur d'origine glandulaire, où les éléments épithéliaux persistent au sein du stroma. Nous reviendrons, d'ailleurs, sur ce fait dans le chapitre suivant.

(1) Cruveilhier le nie absolument.
(2) Labadie-Lagrave et Legueu citent les cas de Klob, Rœhrig, Gloser, Coe.

CHAPITRE X

ADÉNO-MYOMES ET POLYPES GLANDULAIRES

Ce sont des tumeurs constituées par un stroma conjonctif ou musculaire renfermant des éléments glandulaires. Il nous a semblé, comme pour les fibro-myômes, qu'il était peu rationnel, au point de vue auquel nous nous plaçons, de séparer les tumeurs siégeant dans la cavité (polypes glandulaires) et celles qui se développent dans la paroi. Si, en effet, l'évolution, la symptomatologie peuvent considérablement différer, nous verrons, au contraire, de grandes similitudes dans l'histogénèse, dans la structure. Nous insisterons davantage sur l'étude des adéno-myômes pariétaux, leur physionomie étant moins connue.

A. — Polypes glandulaires

1º Histogénèse. — Nous avons décrit, à propos des formations myomateuses, l'état de la muqueuse très habituellement altérée. Ici, ces lésions sont plus intenses, plus constantes, lésions d'endométrite hypertrophique : dilatations glandulaires, proliférations de l'épithélium des culs-de-sac et des canaux excréteurs, avec tendance à l'oblitération de ces derniers, infiltration embryonnaire interstitielle, dilatations vasculaires.

Cette hypertrophie de la muqueuse utérine ne se fait pas d'une façon absolument uniforme ; l'épaisseur varie sensiblement d'un endroit à l'autre. Il est dès lors aisé de concevoir qu'en un point une saillie peut se former, due, tant à l'hypertrophie du tissu conjonctif qu'à l'augmentation du nombre et des dimensions des glandes ; certains culs-de-sac se dilatent par suite de l'oblitération des canaux excréteurs. Cette saillie subira une irritation d'origine mécanique, car elle sera le siège d'une pression et de frottements plus marqués que les points voisins. Elle tendra donc à s'accroître progressivement, continuellement.

2° PATHOGÉNIE. — Nous avons discuté longuement la pathogénie inflammatoire des fibro-myômes utérins. Pour les polypes glandulaires, cette origine semble indéniable ; les lésions de la muqueuse où ils prennent naissance sont nettement inflammatoires et c'est directement à ces lésions que se rattache le début de la tumeur. En outre, nous croyons pouvoir admettre leur nature microbienne ; normalement aseptique, le canal utérin s'ouvre dans le vagin renfermant nombre de microbes, et c'est à leur invasion que l'on doit rapporter la grande majorité (sinon la totalité) des endométrites.

3° STRUCTURE. — Lorsqu'il acquiert un certain développement, le polype glandulaire subit des transformations importantes.

Les culs-de-sac se sont multipliés ; toutefois, ils sont d'ordinaire plus espacés qu'ils ne l'étaient au niveau de la muqueuse ; leur dilatation a augmenté et il n'est pas rare qu'ils acquièrent des dimensions suffisantes pour être visibles à l'œil nu : ils renferment souvent un exsudat assez abondant, parfois hémorrhagique. L'épithélium, légèrement aplati quand la dilatation est très marquée, forme habituellement une seule couche ; on voit peu de proliférations épithéliales. A la surface de la tumeur, il offre le même aspect, mais disparaît quelquefois par places.

Le stroma conjonctif intercalaire (1) a subi des modifications très appréciables ; il garde sa structure réticulée ; mais les mailles sont plus larges ; elles renferment des cellules arrondies assez volumineuses, à gros noyaux, d'aspect un peu particulier. Les vaisseaux sont d'ordinaire à la fois peu abondants et de faibles dimensions ; autour des plus petits, on remarque une plus

---

(1) L'absence de fibres lisses nous a forcé à séparer les polypes glandulaires des adéno-myômes, dont ils ne représentent que l'élément adénomateux.

grande condensation des cellules conjonctives, qui semblent proliférer.

L'activité cellulaire paraît donc maintenant se manifester surtout dans le stroma conjonctif ; les formations épithéliales sont stationnaires, tandis que le tissu connectif offre plusieurs signes d'accroissement : il mérite bien le nom de tissu connectif cytogène que lui donnent les Allemands.

Le polype est relié à la paroi utérine par un pédicule offrant la même structure que la tumeur même ; sa largeur varie suivant l'étendue de la saillie qui représentait le début de la néoformation.

4° ÉVOLUTION. — Par suite de son accroissement progressif, le polype glandulaire se trouve bientôt comprimé dans la cavité utérine. La traction due à son poids, la poussée due aux contractions lentes de l'utérus, s'unissent pour le faire saillir au dehors. De toutes façons, la circulation se trouve entravée : telle est l'origine de l'aspect œdémateux habituel qui correspond à une distension du tissu aréolaire, parfois à la formation de géodes. Nous avons signalé l'état de l'épithélium superficiel et glandulaire qui s'aplatit, qui ne prolifère pas ; il faut peut-être voir, dans cette disposition, la cause de la rareté de la transformation cancéreuse de ce tissu.

L'altération la plus fréquente est le sphacèle : nous rappellerons les causes de cette nécrose, localisée ou totale : gêne circulatoire d'origine mécanique, infection de la surface, se propageant aux vaisseaux, d'où oblitérations inflammatoires de ceux-ci. Ce fait est démontré, en particulier, par les cas de section spontanée du pédicule.

B. — ADÉNO-MYOMES INTERSTITIELS

Avant de rapporter le résultat de nos examens, nous devons donner un résumé des observations que Recklinghausen a faites sur une série de 33 de ces tumeurs.

I. — Habituellement de petit volume, les adéno-myômes, d'après cet auteur, siègent le plus souvent dans les couches externes de la paroi. Ils se continuent avec le tissu utérin, ressemblant aux fibroïdes infiltrés.

De consistance dure ou molle, suivant la prédominance de tel ou tel élément, ils peuvent devenir kystiques ou télangiectasiques.

Tantôt il forment des masses isolées, naissant d'un seul centre générateur ; tantôt ils sont diffus, dérivant de plusieurs centres qui se réunissent.

Au microscope, Recklinghausen a constaté la présence de tubes glandulaïres revêtus d'un épithélium cylindrique disposé sur une seule couche ; ces formations sont rectilignes ou flexueuses et ressemblent aux canalicules urinifères, aux tubes glandulaires du corps de Wolff ; ils représentent les canaux collecteurs à épithélium élevé, les canaux sécréteurs à revêtement plus aplati ; on y distingue des renflements terminaux, des dilatations portant des branchements où aboutissent les canaux. Ils sont situés au sein d'une masse adéno-lymphoïde semblable à celle de l'utérus.

Certains de ces tubes, comme ceux du corps de Wolff, offrent un épithélium cilié. Nulle part on ne constate de traces d'activité sécrétoire.

Ces aspects bien particuliers, la localisation des tumeurs dans les couches moyenne et externe de la paroi utérine leur font attribuer par Recklinghausen une origine wolffienne.

Kossmann combat cette opinion : il montre que ces tumeurs ne peuvent être rattachées à une telle origine que lorsqu'elles se développent à la base du ligament large ; il admet au contraire qu'elles dérivent de la partie inférieure des conduits de Müller, qui forment l'angle tubo-ovarien ; elles peuvent encore naître de ramifications du conduit de Gärtner. Häuser, Diesterweg, Lockstœdt, adoptent cette théorie ; Nagel, Breus se rattachent à celle de Recklinghausen.

Quoi qu'il en soit, voilà une classe bien définie de tumeurs d'origine *congénitale*. Nos cas ne s'y rapportent pas, nous n'insisterons pas davantage.

II. — La dernière observation de Recklinghausen a trait à un adéno-myôme dérivant nettement de la muqueuse : les tumeurs que nous avons observées répondant à cette description, nous allons en faire une étude plus détaillée.

1º Étiologie. — Nous avons des données trop insuffisantes pour établir des notions étiologiques un peu précises. Nos malades étaient âgées, l'une de 36, l'autre de 46 ans, ce qui correspond à l'âge moyen des cas de fibro-myômes.

2º État de l'utérus. — La matrice subit une augmentation de volume proportionnelle aux dimensions de la tumeur, la cavité est agrandie, la surface lisse, déformée par une saillie à limites mal définies, dépourvue de nodosités.

La muqueuse est hypertrophiée : elle présente les altérations d'endométrite glandulaire et interstitielle que nous avons déjà décrites, parfois avec des dilatations vasculaires très prononcées (obs. 37).

La face profonde de la muqueuse offre une limite irrégulière ; on voit des prolongements pénétrer dans l'intervalle des faisceaux musculaires, certains même perdent toute connexion avec la muqueuse ; cet aspect est d'ailleurs loin d'être rare ; Hepp en a fait représenter un cas très net observé au niveau d'un utérus scléreux ; nous l'avons relevé dans nos observations 4, 11, 16, 25.

3º Histogénèse. — C'est à cette disposition que nous attribuons la production des adéno-myômes (voir la fig. 7). Il se fait au début une sorte de pincement isolant un groupe glandulaire ; la saillie de la face profonde de la muqueuse, en s'allongeant, s'est, en quelque sorte, pédiculisée au milieu des faisceaux musculaires ; ceux-ci compriment, *pincent* le pédicule. Or, à ce niveau, existent des altérations inflammatoires, à tendance oblitérante des canaux excréteurs.

Leur oblitération complète, la compression par les faisceaux musculaires en unissant leur action feront disparaître le pédicule et transformeront le prolongement de la muqueuse en un *îlot glandulaire*. Ces îlots apparaissent en un grand nombre de points ; ils s'éloignent ensuite de la muqueuse, en étant refoulés par une production active de nouveaux, faisceaux musculaires ou conjonctifs.

Chacun de ces groupes peut devenir le centre de nouvelles productions semblables, par un mécanisme analogue ; notre figure 5 montre deux culs-de-sac au milieu d'une gaine de tissu connectif ; l'épaisseur de ce tissu diminue beaucoup dans l'intervalle des deux glandes : il semble qu'il y subisse une compression de la part des faisceaux voisins, un pincement qui va aboutir au bouleversement de l'aspect primitif de l'îlot ; ce groupe va former deux territoires distincts.

En outre les culs-de-sac sont le siège de phénomènes proliférants qui accroissent leur nombre.

Donc : *production de nouveaux îlots, augmentation des dimensions des anciens* ; ces faits nous expliquent le développement de ces tumeurs.

Nous avons pu suivre ces formations glandulaires depuis la muqueuse même jusqu'à la couche sous-péritonéale ; chacune semble complètement *indépendante ;* elles sont absolument dépourvues de canaux excréteurs et n'ont plus aucune connexion avec la muqueuse qui leur a donné naissance.

Cette production diffuse glandulaire interstitielle ne se fait pas sans retentissement sur le tissu musculaire. La formation la plus active de fibres lisses se fait autour des îlots glandulaires ; elle semble relativement moins active autour des vaisseaux.

4° Pathogénie. — La tunique interne de l'utérus est le siège d'une endométrite intense, glandulaire et interstitielle ; nous allons voir bientôt que les culs-de-sac aberrants présentent des altérations de nature absolument identique, au niveau de leur épithélium et du tissu connectif qui les baigne : ce sont des lésions manifestement inflammatoires.

Nous ne reprendrons pas ici les considérations que nous avons émises à propos des fibro-myômes ; nous pourrions, pour la plupart, les appliquer aux adéno-myômes. La pathogénie de ces deux types de tumeurs nous semble bien similaire : elle est de *nature inflammatoire*.

L'origine *microbienne* nous paraît, également ici, bien probable ; nous n'avons pas d'arguments décisifs à émettre en sa faveur.

Signalons enfin, en faveur de la nature inflammatoire de ces tumeurs, l'abondante *leucocytose* que nous avons notée dans les observations 37 et 38 : 13,950 globules blancs dans le premier cas ; 14,466 dans le deuxième.

5° STRUCTURE. — Avant de reprendre un à un les différents éléments qui entrent dans la constitution des adéro-myômes interstitiels, rappelons-en l'aspect.

Développé aux dépens d'un point circonscrit de la muqueuse utérine, l'adéno-myôme peut être *isolé*, former une masse toujours mal limitée, mais pouvant être distinguée du reste de la paroi utérine. Si, au contraire, l'envahissement par des culs-de-sac glandulaires se fait sur une large surface, la transformation sera véritablement *diffuse* et pourra gagner presque la totalité de la paroi utérine.

Dans le premier cas, en dehors de la masse néoformée, on trouve le tissu utérin avec son aspect habituel ; dans le deuxième, au contraire, en quelque point que portent les coupes, on retrouve des formations glandulaires depuis la muqueuse jusqu'aux couches sous-péritonéales. Pourtant une portion de la paroi utérine peut rester indemne ; la partie antérieure, par exemple, gardera son épaisseur, sa structure normales, alors que la partie postérieure et le fond auront subi une hypertrophie considérable. De même le col restera normal, n'étant pas touché par les glandes du corps et la muqueuse cervicale n'étant pas le siège d'un processus envahissant simultané.

Nous avons signalé, au niveau des angles utérins, la présence de fibro-myômes péritubaires. On y rencontre également des adéno-myômes ; mais il semble qu'ils aient une tendance moins envahissante ; ils ne forment que de petits noyaux adjacents au canal tubaire, soulevant la paroi utérine, dépourvus

également de capsule ; ils ont une structure légèrement différente.

Les adéno-myômes, avons-nous dit, sont formés d'îlots
glandulaires baignant dans un stroma musculaire.

Ilots glandulaires. — Leur nombre, leurs dimensions varient
d'une façon assez considérable. On les voit d'ordinaire sous
l'aspect d'une plaque arrondie ou elliptique, de forme plus ou
moins régulière; la grandeur de l'îlot dépend du nombre des
éléments glandulaires qu'il renferme et de leur état de dilatation.

Il est constitué par un ou plusieurs culs-de-sac glandulaires
englobés par du tissu conjonctif. Ces *culs-de-sac* offrent absolument le même aspect que ceux de la muqueuse utérine ; leur
contour est arrondi ou, au contraire, décrit des flexuosités. Ils
sont tapissés d'une rangée de cellules épithéliales identiques, à
noyau elliptique, allongé suivant le grand axe de la cellule.
En maint endroit cet épithélium prolifère, la couche unique est
remplacée par une superposition de plusieurs rangs de cellules
moins typiques, arrondies. Il s'aplatit au contraire lorsque la
glande est dilatée.

La cavité glandulaire est variable ; très petite habituellement,
elle peut même presque disparaître par envahissement des cellules épithéliales proliférantes ; elle peut au contraire s'agrandir,
devenir visible à l'œil nu et former des kystes minuscules : nous
ignorons si cette dilatation peut acquérir de grandes dimensions.
Cette cavité glandulaire renferme souvent un coagulum, trace
de l'activité sécrétoire des cellules.

Le *tissu conjonctif,* qui englobe les culs-de-sac, se distingue
absolument de celui qui entre dans la constitution de la paroi
utérine. Il est au contraire identique à celui de la muqueuse :
tissu aréolaire, formé de fines fibrilles entremêlées, renfermant
dans leurs intervalles de nombreuses cellules rondes de petite
dimension ; au contact des culs-de-sac, les cellules s'allongent et
forment de courtes fibres conjonctives encerclant l'élément glandulaire.

La limite entre l'îlot et les faisceaux musculaires qui sont disposés à son pourtour est très nette : mais les deux tissus sont appliqués directement l'un contre l'autre.

Tissu musculaire. — Il prend une large part à la formation de la tumeur. Le processus proliférant semble surtout marqué au pourtour des îlots glandulaires ; ceux-ci constituent autant de foyers inflammatoires, de centres de néoformations. C'est à leur périphérie que les faisceaux sont les plus denses ; vraisemblablement les cellules conjonctives embryonnaires sont la source de cette production ; car, de même que dans les fibro-myômes, on ne peut voir des processus de division au niveau des fibres musculaires lisses.

Le tissu conjonctif est peu abondant, séparant par de minces travées les faisceaux musculaires. Il renferme les vaisseaux, la plupart lacunaires, sans paroi propre, les plus petits offrant une couronné et des pointes d'accroissement qui constituent de nouveaux centres de production de fibres musculaires.

Les tumeurs adénomateuses *péritubaires* diffèrent quelque peu de la description que nous venons de faire. Les formations glandulaires offrent un aspect analogue ; mais elles sont d'ordinaire isolées et environnées d'une couche fort mince de tissu connec-tif ; parfois même elles sont en contact avec les faisceaux musculaires.

Ce fait tient sans doute à ce que la muqueuse tubaire repose, elle aussi, presque directement sur sa paroi musculaire : ce ne sont pas, en effet, à proprement parler, des glandes que nous trouvons dans ces tumeurs, mais des prolongements des replis de la muqueuse engainés, séparés de leur point d'implantation par un phénomène de pincement semblable à celui que nous avons proposé pour expliquer la production des îlots au niveau de la muqueuse utérine.

De par leur siège, ces formations dépendent certainement de la trompe et non de la muqueuse utérine ; nous discuterons tout à l'heure l'opinion de Recklinghausen, qui les rapporte également à des débris aberrants du corps de Wolff.

Les adéno-myômes, qu'ils forment une masse isolée ou qu'ils envahissent toute la paroi utérine, sont caractérisés par *l'absence complète de capsule ;* ce fait les distingue de la grande majorité des fibro-myômes, qui sont au contraire franchement encapsulés. Une telle différence s'explique par la comparaison du mode de développement de ces deux sortes de tumeurs : nous ne reviendrons pas sur ce qui se passe pour les fibro-myômes (voir aux chapitres IV, VIII). Les conditions sont tout à fait différentes pour les adéno-myômes ; prenons en effet l'élément primitif, l'îlot glandulaire ; il semble bien indépendant, mais en réalité sa gangue connective est directement appliquée, est soudée aux faisceaux musculaires voisins, comme le stroma connectif est intimement lié à ces faisceaux au niveau de la face profonde de la muqueuse. Bien plus, des cellules rondes de ce tissu intercalaire naît une grande partie des fibres musculaires ; ici donc, pas de capsule en voie de formation.

Éloignons-nous de ce centre : les faisceaux musculaires qui l'entourent sont sans doute plus denses, plus serrés que normalement, mais ils ont été à l'origine entremêlés à ceux qui restent en dehors de la tumeur et à la périphérie de celle-ci, ils restent en connexion avec eux (voir fig. 5).

6° ÉVOLUTION. — L'accroissement des adéno-myômes est vraisemblablement rapide ; l'absence de capsule, l'abondance des éléments épithéliaux semblent être des indices de grande activité proliférante. Freund leur attribue une gravité plus grande dans l'étude clinique qu'il ajoute aux examens de Recklinghausen.

Celui-ci signale la dégénérescence *kystique* de ces tumeurs : leur constitution semble en effet les y prédisposer ; un grand nombre de culs-de-sac, sur nos coupes, offraient une tendance évidente à la dilatation. Elle se manifesterait principalement dans les productions péritubaires.

La transformation *télangiectasique* s'accompagne d'un ramollissement considérable de la masse.

La dégénérescence *fibreuse* existe-t-elle ? L'hypertrophie du stroma conjonctivo-musculaire peut-elle étouffer, détruire les îlots glandulaires ? C'est possible, mais rien ne le prouve. Pour l'immense majorité des cas, nous n'admettons pas que ce soient les formations adénomateuses qui constituent l'origine des fibro-myômes : ce sont deux classes absolument différentes et dont les points de contact sont exceptionnels.

A ce point de vue, notre observation 38 est fort intéressante : au milieu de la grosse masse diffuse, adénomateuse, existait un fibro-myôme nettement encapsulé, blanc, dur et ne renfermant pas trace d'éléments glandulaires ; cette tumeur, pensons-nous, avait eu le début habituel de ses congénères, autour d'un vaisseau enflammé ; elle s'était développée au sein de l'adéno-myôme, mais non pas aux dépens des glandes ; il y avait juxtaposition, mais non pas mélange.

Nous dirons enfin quelques mots des rapports existant entre le *cancer* utérin et les adéno-myômes.

Il est tout d'abord bien établi que l'adéno-myôme est une tumeur bénigne. Recklinghausen invoque, à l'appui de sa bénignité, les caractères de l'épithélium qui est parfois cilié, toujours sur une seule couche ; dans nos pièces, nous n'avons pas observé de cils vibratiles et par places l'épithélium proliférait ; mais nous n'avions certainement sous nos yeux que des lésions inflammatoires, légères même, au total.

Cette tumeur bénigne peut se transformer en cancer, comme un adéno-fibrome du sein peut donner un épithéliome ; nous assisterons alors à une infiltration diffuse de la masse ; l'épithélium des culs-de-sac subit simultanément, dans les différents points de la tumeur, la dégénérescence cancéreuse.

Avec Legucu et Marien, avec Hyenne, avec Lockstœdt, etc., nous sommes persuadé que c'est ainsi qu'il faut concevoir la prétendue dégénérescence carcinomateuse des fibro-myômes : sans doute un cancer utérin, qui ronge toute une paroi utérine, peut envahir aussi un fibrome, quoique l'encapsulement constitue une barrière assez résistante à cette propagation, mais c'est un fait rare ; la tumeur est vraisemblablement presque toujours un adéno-myôme qui dégénère.

C'est la seule explication rationnelle des cas intitulés « carcinome d'un fibrome utérin, sans cancer de la muqueuse ». Il faut alors qu'il préexiste des éléments épithéliaux dans la tumeur.

Enfin nous admettons, avec Recklinghausen, que l'adéno-myôme peut ne pas dégénérer, alors qu'un cancer évolue dans la cavité utérine : les îlots glandulaires sont indépendants de la muqueuse ; il n'y a pas nécessairement propagation de la lésion de celle-ci à ceux-là.

Résumé. — Jetons un coup d'œil d'ensemble sur ce chapitre : Recklinghausen, Kossmann, Lockstœdt rangent les adéno-myômes en deux classes ; se basant sur les faits qu'ils ont observés, ils considèrent comme la plus grande celle dans laquelle les formations glandulaires, représentant des canalicules de Wolff, de Müller, sont d'origine congénitale. La deuxième classe comprend les cas, qui seraient beaucoup plus rares, où les tumeurs dérivent de la muqueuse.

A l'appui de la première conception, Recklinghausen donne une série d'arguments : cellules épithéliales munies de cils vibratiles, disposition des tubes rappelant ceux du rein, absence de prolifération et de sécrétion au niveau des cellules de revêtement, localisation habituelle des tumeurs dans les portions externes de la paroi utérine, leur fréquence également au niveau du trajet intra-utérin des trompes, dont la muqueuse est dépourvue de glandes.

Ces faits nous semblent décisifs ; mais nous pensons que l'auteur allemand est tombé sur une série de cas particulièrement favorables à la théorie congénitale ; nous allons voir que, pour nos cas, pour ceux de Pilliet, Legueu et Marien, on peut reprendre les propositions émises et en déduire des conclusions opposées.

Les caractères des glandes que nous avons relevés les rapprochent absolument de celles de la muqueuse utérine : les cellules épithéliales ont absolument le même aspect ; la cavité subit les mêmes transformations : elle est parfois étroite, parfois dilatée, renfermant souvent un coagulum granuleux : le tissu connectif offre une texture réticulée, avec des cellules rondes dans ses mailles.

En maints endroits, nous relevons une prolifération épithéliale se manifestant, comme au niveau de la muqueuse, par la transformation de la couche unique, cylindrique, en un amas de cellules arrondies. La sécrétion cellulaire persiste plus ou moins, comme le prouvent les dilatations parfois considérables et la présence du coagulum dans la lumière des culs-de-sac.

L'infiltration de cellules rondes dans le tissu connectif indique également un processus inflammatoire analogue à celui de la muqueuse.

L'enclavement d'îlots glandulaires au milieu des faisceaux musculaires de la paroi est un phénomène assez fréquent dans les endométrites ; on peut suivre, dans les adéno-myômes diffus, cette pénétration depuis la muqueuse jusqu'au péritoine.

Enfin nous nous éloignons complètement de Recklinghausen lorsqu'il prétend que les adéno-myômes péritubaires ne peuvent avoir pour origine la muqueuse de la trompe parce que cette muqueuse, même dans son trajet intra-utérin, est dépourvue de glandes. Cette déduction nous semble exagérée.

Nous avons observé, à plusieurs reprises, sur des coupes de salpingites, des dispositions au niveau de la base de la muqueuse qui simulaient absolument des sections de culs-de-sac glandulaires ; lumière arrondie, limitée par une rangée de cellules cylindriques reposant sur le tissu connectif infiltré de cellules rondes. Ce ne sont pas des glandes, c'est certain ; ce sont des invaginations de la muqueuse ayant subi un pincement, et s'isolant, par le fait de l'inflammation périphérique.

Or, les formations épithéliales péritubaires offrent un aspect identique : l'épithélium qui les tapisse prolifère ; elles sont engainées d'une même couche de tissu connectif renfermant des cellules rondes : ce ne sont pas là des canalicules de Wolff.

Donc nous adoptons ici un mécanisme semblable à celui de la formation des adéno-myômes utérins. Au lieu d'un groupe glandulaire, c'est une portion de la muqueuse de la trompe qui s'engage entre les faisceaux de la paroi, qui est pincée et isolée par eux et qui devient un centre, de nature inflammatoire, autour du quel prolifèrent les fibres musculaires.

OBSERVATIONS

I. — FIBRO-MYOMES, MYOMES, FIBROMES, POLYPES CONJONCTIFS.

Obs. 1. — *Fibro-myôme (prédominance fibreuse)*
(13 mars 1898).

Tumeur unique, dans la paroi postérieure de l'utérus, molle, d'aspect œdémateux. Poids total : 3 kilog. 020.

La muqueuse du corps n'est pas augmentée d'épaisseur (elle mesure en moyenne 1 millim.)(1); les culs-de-sac glandulaires sont en nombre normal. Toute la muqueuse présente des altérations inflammatoires légères : épithélium sur deux ou trois rangs en beaucoup de points de la surface ; prolifération assez abondante de l'épithélium glandulaire ; infiltration active de cellules rondes interstitielles. Pas d'augmentation du réseau sanguin.

Le tissu musculaire de la paroi semble à peu près normal, pourtant les bandes conjonctives qui séparent les faisceaux musculaires sont plus développées que normalement ; les vaisseaux ont des dimensions normales.

La *tumeur* est formée d'éléments conjonctifs et musculaires, mais ces derniers sont réduits à de minces et rares faisceaux. La plupart des faisceaux sont de nature conjonctive, formés de fibres ondulées ; presque partout ces fibres sont séparées les unes des autres par des espaces vides ou occupés par de minces fibrilles flexueuses ; de larges espaces sont constitués uniquement par ce tissu fibrillaire lâche, renfermant fort peu de cellules nucléées.

Les vaisseaux sont assez abondants ; ils sont presque tous entourés d'une zone de tissu fibreux dense, anhiste ; un certain nombre présentent des altérations de leur revêtement endothélial : elles consistent en une prolifération débutant par le gonflement des cellules plates : des amas cellulaires se constituent, qui déforment la lumière

(1) Les mensurations ont été prises sur les dessins faits à la chambre claire, à des grossissements variables.

du canal, la rétrécissant légèrement et semblant favoriser à leur niveau le dépôt des globules sanguins.

Obs. 2. — *Petits fibro-myôme et myôme sous-péritonéaux*
(14 avril 1898).

Pièce provenant d'une femme jeune, ayant déjà subi l'ablation des annexes du côté gauche pour salpingite ; depuis, les douleurs ont persisté, s'accompagnant de rétroversion irréductible. La surface de l'utérus, un peu gros, est rugueuse et offre des traces de pelvi-péritonite. On remarque, soulevant le péritoine, deux tumeurs : l'une est pédiculée, de la grosseur d'une noisette, l'autre sessile, du volume d'une lentille. Pas de tumeurs interstitielles. En sectionnant ces tumeurs, on voit qu'elles reposent sur des vaisseaux visibles à l'œil nu dans le tissu utérin.

Histologiquement : 1° La tumeur pédiculée est formée de tissu conjonctif avec peu de cellules entourant des faisceaux de fibres musculaires, épais ou minces. Vaisseaux peu volumineux, peu nombreux, quelques-uns offrant une couronne proliférante de cellules conjonctives et musculaires. A la périphérie, nous trouvons une mince coque séparée de la tumeur par une capsule de tissu lâche, avec de larges espaces vides, renfermant un certain nombre de vaisseaux.

2° Les coupes portant sur la petite tumeur sessile nous montrent d'abord le tissu utérin, où nous relevons la présence de vaisseaux dilatés et munis d'une paroi conjonctive fort épaisse, de vaisseaux au contraire de petit calibre et entourés de nombreuses cellules proliférantes ; au voisinage de la néoformation, le tissu conjonctif devient prédominant, entourant des vaisseaux plus nombreux ; ces vaisseaux se prolongent dans la coque fibro-musculaire, mince, qui sépare la tumeur du péritoine.

Celle-ci est constituée par un feutrage serré, uniforme d'éléments musculaires réunis en larges faisceaux. Un certain nombre de vaisseaux montrent leur lumière creusée en plein tissu, sans paroi musculaire propre. Les fibres s'orientent à leur niveau ; plusieurs semblent être le centre d'un tourbillon, ou la pointe d'un cône d'où partent des rangées de fibres. Les cellules les plus rapprochées du canal sont petites, arrondies, à noyau fortement coloré, cellules embryonnaires ; en s'écartant, elles s'allongent et se transforment en fibres musculaires.

L'endothélium de ces vaisseaux est altéré : les cellules sont épaisses, font une saillie très marquée.

Nous voyons enfin quelques capillaires de nouvelle formation : ils consistent en un petit espace clair, limité par quelques cellules à gros noyau ovoïde, et entouré d'une couronne dense et épaisse des cellules proliférantes.

Obs. 3. — *Fibro-myôme utérin ; ensemencements ; culture*
(23 avril 1898).

La tumeur étant enlevée par morcellement, nous en prenons une portion du volume du poing ; nous l'abordons à travers la muqueuse qui est intacte : elle est détruite au fer rouge ; nous prenons deux morceaux de la tumeur et les ensemençons dans des tubes de bouillon peptonisé. Nous plaçons dans l'étuve à 38°.

L'un des tubes reste stérile. L'autre se trouble au bout de 36 heures ; ce trouble tient au développement de *cocci* très nombreux, isolés ou groupés en gros amas ou en petites chaînettes ; ils prennent le Gram.

Ensemencés sur gélose, ils donnent en vingt-quatre heures des petites taches rondes, blanches, peu saillantes.

Obs. 4. — *Fibro-myômes de la paroi antérieure, petit polype glandulaire. Essais de culture négatifs* (28 mai 1898).

La tumeur principale est constituée par une énorme masse, de forme sphéroïdale, développée dans la paroi antérieure de l'utérus et entourée d'une coque de tissu utérin de 1 à 2 centim. d'épaisseur ; il existe en outre plusieurs petites masses développées également dans la paroi antérieure utérine et au niveau du fond. L'utérus est très agrandi, la cavité mesure 14 centim. ; les trompes sont allongées, sans augmentation de volume ; les ovaires sont scléro-kystiques.

Nous avons ensemencé en bouillon des morceaux de la partie centrale et de la périphérie de la masse principale, ainsi que d'une des petites tumeurs du fond de la matrice. Tous nos tubes sont restés *limpides.*

La *muqueuse* utérine n'est pas épaissie (elle mesure 0 millim. 5) ; elle est recouverte d'une rangée de cellules cylindriques, légèrement proliférantes ; les culs-de-sac glandulaires sont de dimension normale ; ils offrent des points de prolifération épithéliale assez nombreux.

C'est un aspect analogue que nous voyons au niveau d'un petit *polype* sessile, constituant un simple prolongement de la muqueuse; nous y remarquons un nombre assez grand de vaisseaux, entourés d'une couche épaisse de cellules conjonctives.

Dans l'épaisseur du tissu sous-jacent, entre les faisceaux muscu-laires, complètement isolés, nons voyons deux culs-de-sac glandu-laires, entourés d'une légère couche de tissu connectif.

La *coque* entourant la grosse masse est formée d'une série de lames parallèles à la surface de la tumeur, alternativement musculaires et conjonctives. Les vaisseaux offrent peu d'altérations, de même que dans le tissu utérin sous-jacent à la muqueuse, où nous relevons un développement un peu exagéré du tissu conjonctif. Les faisceaux musculaires sont d'ailleurs bien développés. Nombre de petits vais-seaux sont entourés d'une couronne proliférante de cellules con-jonctives.

Les vaisseaux sont plus abondants à la périphérie des *petites tumeurs*, autour desquelles les bandes de fibres s'orientent concen-triquement; ces tumeurs sont formées de faisceaux musculaires assez épais et denses; ils sont séparés par des bandes de tissu conjonctif (tissu fibreux anhiste dense et cellules conjonctives allongées, recti-lignes ou ondulées). Vaisseaux assez nombreux, de petit calibre, creusés en plein tissu, souvent avec condensation plus grande des cellules à leur pourtour.

La *grosse masse* présente une structure comparable, mais le tissu fibreux y est relativement beaucoup plus abondant; les vaisseaux baignent d'ordinaire au milieu du tissu fibreux, qui forme à leur pour-tour une mince bande anhiste.

Obs. 5. — *Volumineux fibro-myôme interstitiel, partiellement suppuré ; grosses salpingites suppurées* (15 juillet 1898).

Très volumineuse tumeur (3,000 gr.), unique, développée dans la paroi postérieure de l'utérus dont la cavité mesure environ 15 centim. ; elle est dure, de consistance uniforme, est creusée à sa partie posté-rieure d'une petite cavité renfermant un *pus jaunâtre*. Les deux trompes sont converties en deux grosses poches pleines de pus, acco-lées derrière la masse utérine.

La *muqueuse* utérine n'est pas épaissie; les culs-de-sac glandu-laires sont normaux, sans prolifération épithéliale ; mais une infiltra-tion abondante de cellules rondes donne un aspect d'endométrite interstitielle.

La *paroi* utérine est à peu près normale ; les vaisseaux y sont plus nombreux au voisinage de la tumeur. Dans cette région, les faisceaux s'orientent parallèlement à sa surface ; ils en sont séparés par une capsule très développée, formée de minces bandes conjonctives lâches, renfermant quelques vaisseaux et séparées par de larges espaces vides.

La *tumeur* est constituée par des faisceaux de fibres musculaires lisses, séparés par du tissu fibreux prédominant par places ; les premiers éléments sont plus nombreux au contraire au voisinage de la périphérie. Les vaisseaux sont peu abondants et de petites dimensions ; ils sont presque tous entourés d'une couronne cellulaire proliférante. Quelques-uns renferment des globules rouges.

Obs. 6. — *Fibro-myômes interstitiels ; tumeur en voie de nécrose ; essai de culture positif* (23 juillet 1898).

Tumeurs multiples (poids total: 1,270 gr.), blanches, dures. L'une d'elles, du volume d'une mandarine, bien encapsulée, présente une consistance molle, élastique, une coloration brune, revêtue d'une couche mince, plus consistante, blanche.

Nous avons *ensemencé* en bouillon deux morceaux de la tumeur blanche. L'un des tubes est resté limpide ; l'autre s'est troublé en vingt-quatre heures, renfermant des *cocci* abondants, qui, sur gélose, ont donné des taches nombreuses, rondes, blanches, saillantes.

Le tissu du *corps utérin* renferme un nombre assez considérable de vaisseaux, les uns volumineux, gorgés de sang, les autres plus petits, entourés d'une couronne, avec pointes d'accroissement, de cellules conjonctives proliférantes.

Nous examinons une des *masses blanches*, isolées dans la paroi : elle est formée principalement de faisceaux musculaires denses, séparés par de minces bandes conjonctives. Les vaisseaux, de petite dimension, sont assez nombreux ; les plus volumineux, dont la coupe donne une forme allongée, s'entourent d'une double bande conjonctive et musculaire ; les plus petits sont cerclés par une couronne de cellules serrées d'où rayonnent des prolongements cellulaires.

La *masse brune*, élastique, est formée par des bandes très ondulées de fibres parallèles, longues, effilées, à noyau très peu coloré, fusiforme ; ou de cellules plus courtes, auguleuses, étoilées ; enfin, entre les faisceaux, existe un tissu conjonctif lâche renfermant d'assez grosses cellules arrondies, à gros noyau. Les vaisseaux sont assez abondants, habituellement vides, doublés souvent de cellules rondes. Nous considérons cette pièce comme un fibro-myôme en voie de nécrose, indiquée par la faible coloration des éléments cellulaires.

Obs. 7. — *Fibro-myômes* (12 novembre 1898).

Tumeurs multiples de petit volume (poids total : 5oo gr.), sous-péritonéales, sous-muqueuses, interstitielles.

Le *tissu utérin* se transforme au voisinage des tumeurs : le tissu conjonctif y devient prédominant, les vaisseaux sont plus nombreux, plus développés. Les faisceaux s'orientent parallèlement à la néo-formation ; cette disposition est surtout nette au niveau de la coque sous-péritonéale, séparée de chaque tumeur par une bande claire de tissu conjonctif lâche.

Les *masses* sont constituées principalement par un feutrage dense de faisceaux musculaires, à fibres accolées, serrées ; les bandes conjonctives sont très petites, un peu plus développées dans les tumeurs plus volumineuses. On trouve des vaisseaux assez larges, et d'autres, étroits canalicules, entourés d'une zone cellulaire en prolifération active, munie de pointes d'accroissement.

Obs. 8. — *Fibro-myôme pariétal ; prolifération périvasculaire* (19 novembre 1898).

Tumeur interstitielle, du volume d'un œuf, fasciculée. Elle est formée de faisceaux enchevêtrés de fibres conjonctives serrées, denses, à noyau très coloré ; on reconnaît quelques rares et grêles faisceaux musculaires. Le tissu fibreux anhiste est assez développé entre les faisceaux.

Vaisseaux assez nombreux, de petit calibre, entourés par une abondante prolifération cellulaire. En voici quelques types :

1º *Capillaire* de forme elliptique sur la coupe, bordé de trois à quatre cellules aplaties, légèrement saillantes ; au pourtour, cercle d'une trentaine de cellules allongées, s'imbriquant, concentriques pour la plupart ; puis les cellules sont plus espacées, logées dans un tissu fibreux qui entoure la zone précédente, la séparant des faisceaux du voisinage qui s'écartent à ce niveau. D'un point de la couronne périvasculaire s'échappe une traînée de cellules arrondies qui va se perdre, en s'amincissant, entre les faisceaux voisins.

2º *Vaisseau à lumière plus large.* Les cellules constituant, en se condensant, sa paroi, sont très diversement orientées ; à une extrémité, nous voyons un gros paquet de cellules parallèles à la bordure du canal ; à une autre, elles sont presque toutes perpendiculaires. Plus en dehors nous rencontrons également une zone claire, renfermant fort peu de cellules, la plupart à direction concentrique, semblant rejoindre les faisceaux du voisinage.

3° *Vaisseau* assez *considérable*, se montrant sous l'aspect d'une longue et large fissure. Bordée d'un rang de cellules plates, la paroi est constituée presque uniquement de tissu anhiste. Une partie est occupée par des cellules très serrées ; beaucoup semblent s'implanter par une extrémité sur la bordure du canal ; les autres deviennent plus inclinées et se réunissent en un faisceau serré parallèle à l'axe de la fente vasculaire ; à l'extrémité de celle-ci, le faisceau de chaque côté se réunit à l'opposé et se prolonge, formant une pointe cellulaire. où nous trouvons des fibres musculaires et conjonctives.

Obs. 9. — *Fibro-myômes ; cysto-sarcome* (16 décembre 1898).

Énorme masse composée de deux parties distinctes, à peu près de volume égal : la première entoure la cavité, utérine qui mesure 11 centim. et est tapissée d'une muqueuse jaunâtre, fongueuse ; elle est formée par la coque utérine bourrée de masses arrondies, dures et blanches, interstitielles avec deux autres pédiculées ; l'autre tumeur est implantée sur la première par un pédicule court ; elle est formée par un tissu ayant l'aspect brunâtre et la consistance du foie, partant du pédicule où il s'enfonce en coin au milieu du tissu utérin. La masse est creusée de quatre kystes du volume d'une orange, à contenu séro-sanguinolent, à parois épaisses entre eux, minces du côté de la surface. Cette tumeur, très vasculaire, a saigné abondamment, à la suite d'une ponction faite au début de l'hystérectomie abdominale qui l'a enlevée.

La *muqueuse* utérine mesure 3 millim. d'épaisseur ; elle est atteinte d'endométrite interstitielle : énorme prolifération, dans le tissu connectif, de cellules rondes, qui écartent les culs-de-sac glandulaires à peu près normaux (épithélium légèrement proliférant).

Le tissu musculaire sous-jacent offre une légère augmentation du nombre de ses vaisseaux.

Examinons une des masses développées aux dépens du corps de l'utérus : elle est *formée* de faisceaux enchevêtrés de fibres musculaires et conjonctives, avec prédominance de ces dernières. Les faisceaux sont séparés par des bandes de tissu fibreux anhiste très développé par places. Les vaisseaux sont de petit calibre, entourés d'une couronne proliférante de cellules conjonctives et musculaires d'où part quelquefois nettement une travée musculaire. (*Fig. 1.*)

A la périphérie les faisceaux sont plus denses, et prennent une direction parallèle à la surface de la tumeur.

Les coupes en série du pédicule d'une des tumeurs sous-péritonéales nous montrent au centre un gros vaisseau sanguin, à paroi musculaire assez épaisse, dont les fibres sont disposées en tous sens ; ce vaisseau diminue rapidement de volume à mesure que l'on se rapproche de la tumeur. Tout autour on trouve un assez grand nombre d'autres vaisseaux de moindre calibre, munis d'une paroi propre ou simplement lacunaire, ces derniers entourés d'une zone plus ou moins épaisse de cellules rondes ou allongées.

La *grosse masse* brune, kystique, surajoutée à la précédente, a une structure toute différente : c'est un tissu assez homogène, formé de faisceaux minces englobant dans leurs mailles des cellules nombreuses, arrondies ou légèrement allongées, munies de noyaux fortement colorés, irréguliers ; fusiformes, ou triangulaires ou arrondis. Quelques cellules se montrent isolées, plus volumineuses, rondes ou ovalaires, avec un gros noyau. Les vaisseaux sont de petit calibre, nombreux, entourés d'amas cellulaires abondants qui constituent autant de centres néo-producteurs.

Examinant des coupes longitudinales du pédicule de cette tumeur, nous voyons d'une part des faisceaux musculaires et conjonctifs renfermant de nombreux vaisseaux, d'autre part une trame celluleuse contenant les cellules polymorphes.

La zone de transition se fait assez nettement ; des traînées sarcomateuses pénétrant entre des travées fibreuses, presque jusqu'au contact des faisceaux musculaires ; ceux-ci subissent, dans cette portion intermédiaire, une transformation ; les noyaux sont moins allongés, les limites cellulaires moins nettes.

Les parois des kystes sont constituées par une condensation des éléments cellulaires : il n'existe pas de revêtement épithélial.

Obs. 10. — *Petit fibro-myôme ; ancienne annexite*
(21 janvier 1899).

Petite masse isolée dans la paroi antérieure de l'utérus d'une malade ayant subi jadis une annexectomie du côté droit.

La muqueuse du corps, légèrement épaissie, montre des culs-de-sac un peu dilatés, à épithélium fréquemment proliférant, et entourés d'une infiltration embryonnaire abondante ; la muqueuse du col offre également de légères dilatations glandulaires, mais sans infiltration inflammatoire.

Le noyau de nouvelle formation est constitué par des faisceaux
conjonctifs serrés, entremêlés de faisceaux musculaires. Les vaisseaux
sont peu nombreux et de petite dimension : les cellules périphériques
sont plus serrées.

La limite entre ce nodule et le tissu utérin est nettement indiquée
par une travée fibrillaire lâche, assez étroite.

Obs. 11. — *Fibro-myômes. Néoformations périvasculaires*
(28 janvier 1899).

Utérus bourré de petites masses blanches et dures ; trompes rouges,
un peu grosses ; ovaires kystiques.

La *muqueuse* est épaissie (2 à 3 millim.) ; ses culs-de-sac sont presque partout très espacés, le tissu cellulaire étant envahi par une infiltration très abondante de cellules rondes et, surtout près de la surface, par des capillaires sanguins dilatés ; ils sont eux-mêmes peu altérés, sans grande prolifération épithéliale. La muqueuse se prolonge
en quelques endroits dans la paroi musculaire, sous forme d'îlots
formés d'un ou deux culs-de-sac entourés d'une gangue connective.

Le *tissu utérin* sous-jacent offre des altérations intéressantes : il
est formé de fibres musculaires enchevêtrées en faisceaux serrés. Les
vaisseaux sont de petit calibre ; ils forment presque tous des
centres de prolifération cellulaire évidents. La lumière du canal est
vide ou renferme un coagulum fibrineux, quelques globules sanguins ;
elle présente un contour rendu très irrégulier par le soulèvement des
cellules de la paroi qui font saillie, parfois même se réunissent en
formant un véritable bourgeon intra-vasculaire.

Tout autour, nous voyons une couche parsemée de cellules conjonctives, longitudinales ou circulaires ; en dehors existe une couche plus
épaisse de cellules qui se transforment progressivement, prenant rapidement les caractères des fibres musculaires lisses. Cette zone est
complètement indépendante des faisceaux musculaires qui s'écartent
autour de cet îlot périvasculaire. (*Fig. 3.*)

De très fins capillaires présentent à leur périphérie une même prolifération cellulaire, conjonctivo-musculaire, émettant souvent des
pointes d'accroissement.

Cette prolifération est surtout marquée dans les couches qui avoi-
sinent la muqueuse ; elle est moins active dans le reste de la paroi.

Les *petites* tumeurs sont formées d'un tissu plus dense, plus riche
en cellules nucléées que le stroma voisin, cellules conjonctives et musculaires ; les vaisseaux sont de faible dimension et peu abondants,

entourés de cellules disposées concentriquement et très serrées à leur périphérie.

La *trompe*, examinée au niveau de son tiers interne, n'offre pas d'altérations de sa paroi musculaire. Les replis de la muqueuse sont peu nombreux, peu développés, mais ils sont épais et renferment de nombreux vaisseaux de petit calibre. L'épithélium qui les recouvre offre, par places, une prolifération très marquée.

OBS. 12. — *Fibro-myôme interstitiel à prédominance fibreuse*
(18 février 1899).

Tumeur assez volumineuse, dure, interstitielle ; le col est induré ; les trompes sont dilatées à leur partie externe, le pavillon est oblitéré. Les ovaires sont à peu près normaux.

La *masse* est constituée par un tissu dense, fibreux, anhiste, renfermant, assez espacés, de petits faisceaux conjonctifs denses ; on trouve également des faisceaux musculaires, plus importants, mais divisés par le tissu fibreux, qui les pénètre de minces travées. Les vaisseaux, très rares dans le tissu anhiste, sont plus abondants au milieu des faisceaux cellulaires.

La *muqueuse du col* n'est pas altérée ; le tissu sous-jacent est hyper-vascularisé, avec légère prolifération cellulaire autour des vaisseaux lacunaires.

L'augmentation de volume des *trompes* tient à deux causes : 1º épaississement de la paroi dont le tissu conjonctif forme des faisceaux plus abondants, et dont les vaisseaux offrent un calibre et une paroi plus considérables que normalement ; 2º dilatation de la cavité (4 à 5 millim. de diamètre), remplie par les replis très développés, très contournés de la muqueuse, sans processus inflammatoire bien marqué.

OBS. 13. — *Fibro-myômes multiples (interstitiels, péritubaires)*
(28 février 1899).

L'utérus renferme plusieurs masses : l'une principale, dans sa paroi antérieure ; de petites, au niveau des *cornes utérines* ; une assez grosse pédiculée, sous-péritonéale. Les trompes sont augmentées de volume, à parois épaissies, vasculaires ; la cavité, dilatée, est remplie par les replis de la muqueuse.

Nous examinons les *petites masses :* elles sont formées d'un tissu dense, homogène; formées presque uniquement de fibres musculaires serrées les unes contre les autres. Les vaisseaux sont très peu nombreux, de petit calibre, lacunàires, creusés dans le tissu musculaire. — A la périphérie les faisceaux sont circulaires, séparés de la coque de tissu utérin par une mince capsule de tissu lâche.

Du côté du péritoine, la coque est mince, fibro-musculaire, peu riche en vaisseaux; du côté de l'utérus, elle se confond avec le tissu de la paroi et est remarquable, au contraire, par le volume de plusieurs vaisseaux sous-jacents, ayant un calibre large et une paroi épaisse.

OBS. 14. — *Fibro-myômes interstitiels et sous-péritonéaux; endométrite très prononcée. Essais de culture négatifs* (4 mars 1899).

L'*utérus* très agrandi (cavité de 15 centimètres) a une muqueuse épaisse jaune. Il renferme plusieurs petites tumeurs dans sa paroi; l'une d'elles est plus volumineuse, ramollie; le péritoine est soulevé par plusieurs petites masses sessiles et par deux plus volumineuses, dures, qui sont pédiculées. Les trompes sont longues, non dilatées ; les ovaires, un peu gros.

La *muqueuse* est très altérée: les culs-de-sac glandulaires sont dilatés; leur épithélium offre uue prolifération active, il donne un exsudat abondant. Ils sont séparés par une très abondante infiltration de cellules rondes ; il existe un assez grand nombre de capillaires néoformés, encerclés également de cellules conjonctives.

Le *tissu musculaire* n'est pas très dense, les fibres lisses étant souvent mêlées à des fibres conjonctives. Les vaisseaux y sont assez abondants, les plus petits étant entourés d'îlots de cellules rondes nombreuses.

Les petites *tumeurs pariétales* se trouvent entourées par une mince capsule de tissu conjonctif lâche, les isolant des faisceaux utérins disposés circulairement à la périphérie; elles sont composées essentiellement de fibres musculaires accolées en faisceaux enchevêtrés; mais il existe à la périphérie quelques faisceaux conjontifs circulaires qui envoient des travées jusque près du centre. Le système circulatoire est représenté par quelques capillaires sanguins, entourés d'une gaine de cellules musculaires.

Les petites *tumeurs sous-péritonéales* sessiles offrent la même structure musculaire que la précédente ; elles sont séparées nettement du tissu utérin sous-jacent (très vasculaire) par une bande claire les isolant des faisceaux fibro-musculaires parallèles à cette surface. Du côté du péritoine, nous ne trouvons sous la séreuse qu'une assez mince couche conjonctive, renfermant de nombreux petits vaisseaux, et sans limite nette avec les tumeurs : elles paraissent donc s'être développées dans le tissu sous-séreux. ·

La *masse pariétale molle* offre une prédominance de faisceaux musculaires ; le tissu conjonctif n'est représenté que par quelques travées fibrillaires lâches, flexueuses. Les vaisseaux, abondants, sont entourés de cercles épais de cellules musculaires denses.

Les tumeurs, *dures, pédiculées*, sont moins riches en tissu musculaire ; la majeure partie est représentée par un tissu fibreux anhiste, qui divise les faisceaux musculaires, déjà peu étendus. Les vaisseaux sont rares et environnés de fort peu de cellules.

Les *trompes* ont une paroi mince, une cavité légèrement dilatée, très incomplètement remplie par les replis de la muqueuse peu développés.

Nous avons *ensemencé* deux fragments d'une des masses pédiculées : les bouillons sont restés limpides.

Obs. 15. — *Fibro-myômes ramollis ; endométrite intense*
(15 avril 1899).

Volumineuse masse (3,575 gr.), développée dans la paroi postérieure de l'utérus agrandi (cavité, 15 centim.), formée de deux tumeurs principales placées l'une au-dessous de l'autre, molle, d'aspect œdémateux, renfermant des traînées gélatiniformes, mais contenant deux nodules durs sous-péritonéaux du volume d'une noix. La coque utérine est assez mince. Les trompes sont rouges, légèrement dilatées ; les ovaires microkystiques, peu altérés.

La *muqueuse utérine* épaissie (4 millim.), présente une hypertrophie de tous ses éléments : les culs-de-sac sont dilatés, leur épithélium prolifère ; le tissu conjonctif est infiltré abondamment de cellules rondes ; les capillaires sont nombreux, dilatés.

Le *tissu utérin* sous-jacent offre une hypertrophie assez marquée de son tissu conjonctif, ainsi que de ses vaisseaux sanguins.

Les *grosses tumeurs* sont constituées par un tissu, renfermant quelques rares fibres musculaires, mais surtout conjonctif, formé de fibrilles ondulées lâches, contenant un assez grand nombre de cellules à noyau allongé, effilé. Les vaisseaux sont assez nombreux, creusés les uns en plein tissu fibreux non transformé, les autres entourés d'une zone assez importante de cellules conjonctives.

Les *trompes* ont une paroi d'épaisseur normale, avec des vaisseaux abondants, assez volumineux ; la cavité, agrandie, est remplie par les replis très découpés de la muqueuse ; l'épithélium est en maints endroits proliférant ; le stroma conjonctif renferme de nombreux îlots de cellules rondes et des vaisseaux abondants.

Obs. 16. — *Petit fibro-myôme sous-péritonéal ; hypertrophie myomateuse de la corne utérine. Gros kyste proligère de l'ovaire* (27 mai 1899).

L'utérus, de volume légèrement augmenté, renferme une petite tumeur sous-péritonéale sessile au niveau de la corne utérine gauche ; celle-ci est elle-même soulevée par un épaississement très marqué de la paroi tubaire. Enfin l'ovaire droit a donné naissance à un énorme kyste proligère banal.

La *muqueuse utérine* est épaissie (3 à 4 millim.) ; les culs-de-sac, légèrement dilatés, ont un épithélium proliférant et renferment souvent un exsudat abondant ; ils sont écartés par une infiltration active de cellules rondes. Vascularisation normale. On rencontre, dans le tissu musculaire, quelques îlots glandulaires (culs-de-sac et tissu connectif) séparés de la face profonde de la muqueuse par un assez grand espace.

La lumière de la *trompe* n'est pas agrandie ; les replis de sa muqueuse sont un peu épaissis et infiltrés. L'augmentation d'épaisseur de sa paroi tient à une hypertrophie des faisceaux musculaires, à fibres très denses ; ils renferment peu de vaisseaux, de petit calibre, autour desquels on remarque une couronne de cellules très colorées, centres de prolifération certains.

La petite *tumeur sous-péritonéale* est formée de faisceaux musculaires et conjonctifs très serrés ; on y trouve d'assez nombreux petits vaisseaux de faibles dimensions, centres d'îlots importants de cellules proliférantes.

Obs. 17. — *Fibro-myômes interstitiels ; paroi utérine caverneuse* (8 juillet 1899).

Masse principale volumineuse (poids total : 2,450 gr.) développée dans la paroi postérieure de l'utérus, entourée d'une coque épaisse mesurant de 1 à 3 centim. ; il existe un petit noyau dans l'épaisseur de la *corne utérine* droite. La paroi musculaire antérieure de la matrice est criblée de petites cavités, a un aspect caverneux.

: La *muqueuse* du fond de l'utérus, légèrement épaissie, n'offre pas de dilatation de ses glandes ni de ses vaisseaux ; mais il existe une infiltration abondante de cellules rondes dans le tissu conjonctif.

La *paroi utérine* antérieure apparaît, sur les coupes, comme criblée par des vaisseaux nombreux et très dilatés ; un grand nombre, offrant une lumière considérable, sont visibles à l'œil nu ; les uns sont entourés d'une paroi fibro-musculaire propre, les autres sont creusés en plein tissu utérin, environnés d'une épaisse couche de cellules rondes très colorées ; le nombre des capillaires est également augmenté. Quant au tissu même, il est légèrement envahi de bandes fibreuses étroites, divisant les faisceaux musculaires.

La *coque* entourant la grosse tumeur est formée de couches épaisses, alternées, de faisceaux musculaires et conjonctifs assez lâches. Les vaisseaux y sont abondants.

Cette *tumeur* est constituée de fibres musculaires et de tissu fibreux anhiste entremêlés ; les vaisseaux, de petit calibre, y sont assez abondants, un certain nombre étant entourés d'une zone de cellules proliférantes, avec pointes d'accroissement.

La *petite masse* est située au milieu du tissu utérin caverneux ; elle en est séparée par des bandes musculaires et conjonctives, circulaires (nous en comptons 6 à 7). Elle est formée de tissu fibreux anhiste, dense, renfermant des îlots de fibres musculaires plus ou moins épais ; ils sont assez volumineux à la périphérie, où ils offrent une direction parallèle à la surface, ou légèrement oblique ; dans les parties centrales, ils ont de plus petites dimensions ; on les voit nettement se former autour des capillaires et des petits vaisseaux, constituant des couronnes proliférantes avec pointes d'accroissement. (*Fig. 2.*)

Les *trompes*, qui sont allongées, ne sont pas augmentées de volume ; les replis de la muqueuse sont remarquablement développés et découpés.

Obs. 18. — *Fibro-myômes : examen du sang.*

Ancienne ablation d'un fibro-myôme par la voie vaginale. De petites masses se sont reproduites dans la paroi utérine.

Examen du sang, le 22 juillet 1899 :

Globules rouges...................................... 5,394,000
Globules blancs...................................... 8,266

Obs. 19. — *Fibro-myôme* (2 septembre 1899).

L'utérus, agrandi, renferme une masse interstitielle (poids total : 920 gr.).

La tumeur renferme quelques rares et minces faisceaux musculaires ; mais elle est principalement conjonctive : tissu dense, anhiste,
et faisceaux de fibres conjonctives à noyau mince, très effilé, sans
contour cellulaire net. Les vaisseaux, de petit calibre, sont entourés
de cellules conjonctives leur formant une couronne très colorée, assez
épaisse.

Nous avons examiné la muqueuse du col : elle ne présente pas
d'altérations glandulaires, mais le tissu conjonctif est assez abondamment infiltré de cellules rondes. Le muscle sous-jacent est d'aspect
normal.

OBS. 20. — *Fibro-myôme ; infiltration fibreuse du tissu utérin*
(18 septembre 1899).

Utérus renfermant trois tumeurs interstitielles, l'une du volume
d'un œuf, les deux autres plus petites.

Le *tissu utérin* est remarquable par la pauvreté de ses faisceaux
musculaires, qui sont écartés et divisés par des bandes conjonctives,
minces ou épaisses, les unes riches en fibres ondulées, les autres
très pauvres en cellules. L'ensemble de la coupe est donc très clair ;
les petits vaisseaux y font véritablement taches, entourés qu'ils sont
pour la plupart d'une couronne de cellules serrées, à noyaux très
colorés, couronne habituellement étoilée.

Les différentes *tumeurs* offrent un aspect identique : elles sont constituées par des faisceaux musculaires larges, denses, séparés, mais
non pénétrés, par des bandes fibreuses, assez larges dans la grosse
masse, beaucoup plus étroites dans les deux autres. L'irrigation y
est assez faible ; canaux de petit calibre, lacunaires, entourés de
cellules arrondies ou légèrement allongées. La limite avec le tissu
voisin est franchement indiquée par une zone de tissu cellulaire très
lâche, puis par des couches circulaires, conjonctives et musculaires.

OBS. 21. — *Fibro-myômes, à prédominance fibreuse* (30 septembre 1899).

Trois tumeurs : l'une du volume d'une grosse noix dans le corps ;
deux autres, plus petites, au niveau de l'isthme de l'utérus (poids
total : 160 gr.).

La *muqueuse* utérine n'est pas épaissie ; elle est à peu près normale
(légère infiltration périglandulaire).

Le tissu utérin présente une assez abondante production fibreuse autour de ses vaisseaux.

A part quelques rares et pauvres faisceaux musculaires, les *tumeurs* sont essentiellement fibreuses ; constituées par un tissu fibrillaire renfermant peu de cellules nucléées, aucune même sur de larges espaces. Elles ne possèdent que peu de vaisseaux lacunaires, sans prolifération cellulaire à leur pourtour.

Les *trompes* sont dilatées ; elles présentent une grosse hypertrophie, conjonctive, de leur paroi ; les franges sont épaisses, à cause de l'augmentation de leur stroma conjonctif.

Obs. 22. — *Fibro-myômes ; oblitérations vasculaires dans la paroi ; polype glandulaire* (24 novembre 1899).

Utérus agrandi, cavité de 8 centimètres et demi, renfermant un petit polype mou, pédiculé. Il contient trois masses encapsulées, dures, soulevant la coque utérine assez mince qui les entoure, au niveau du fond et de la face antérieure de l'utérus. Les annexes droites sont atrophiées, repliées au milieu d'adhérences ; la trompe gauche est grosse ; l'ovaire est kystique.

La *muqueuse* est d'épaisseur normale ; ses éléments épithéliaux ne sont pas altérés, mais il existe une abondante prolifération de cellules rondes interglandulaires et quelques dilatations vasculaires. La limite de la face profonde est rendue irrégulière par la pénétration dans la couche musculaire de quelques prolongements glandulaires, sans d'ailleurs qu'il se forme d'îlots aberrants.

Nous trouvons, dans la *paroi*, des lésions vasculaires prononcées : on voit quelques *vaisseaux* oblitérés, comblés par des cellules conjonctives nucléées, avec, quelquefois, un ou deux petits capillaires à l'intérieur de la paroi conservée. Ce processus oblitérant est assez développé, car d'autres vaisseaux ont leur calibre diminué par la saillie qui se développe, de cellules soulevant l'endothélium. Quelques vaisseaux lacunaires sont entourés d'une couronne proliférante.

Les *tumeurs* interstitielles sont des fibro-myômes, formés de fibres musculaires de volume normal, parallèles entre elles, quelquefois accolées, presque toujours séparées par du tissu fibreux dense, anhiste, dans lequel elles baignent. Elles sont plus serrées à la périphérie des vaisseaux : elles constituent de véritables amas autour de petits vaisseaux sanguins à endothélium proliférant, inflammatoire.

Le *polype* est constitué par un stroma conjonctif réticulé assez lâche, renfermant des cellules arrondies ; des culs-de-sac glandulaires plus ou moins dilatés, à épithélium cylindro-cubique, y sont disséminés, n'offrant pas de prolifération cellulaire ; la surface est tapissée d'une rangée de cellules cylindriques. Les vaisseaux sont nombreux, entourés d'une zone épaisse de cellules condensées ; on remarque quelques extravasations sanguines.

La *trompe* droite a une paroi épaissie, avec dilatation des vaisseaux superficiels ; la cavité n'est pas augmentée ; l'épithélium est légèrement proliférant.

Examen du sang (23 novembre 1899) :

Globules rouges.......................... 5,208,000
— blancs........................... 13,427

Rapports : $\dfrac{1}{400}$

Blancs mononucléaires......................... 35 o/o
— polynucléaires......................... 63 o/o
— éosinophiles......................... 2 o/o

Obs. 23. — *Fibro-myômes multiples ; muqueuse atrophique; tumeur solide épithéliale de l'ovaire* (25 novembre 1899).

L'utérus est agrandi (cavité : 14 centim.) et complètement bourré de tumeurs blanches et dures, très facilement énucléables, de dimensions variables (volume d'une lentille à celui d'une mandarine).

Les annexes de droite sont atrophiées.

La trompe gauche est très longue, mince, appliquée sur l'ovaire transformé en une énorme tumeur solide ovoïde, mesurant 22 centim. sur 11 centim. (Poids total : 2,350 gr.)

La *muqueuse utérine* est atrophiée : l'épithélium de la surface, sur une seule couche, repose sur le tissu conjonctif lâche, réticulé, renfermant peu de cellules rondes ; les culs-de-sac glandulaires sont rares, espacés ; les uns sont petits, d'autres dilatés, à épithélium aplati ; il n'y a pas de prolifération des cellules épithéliales. Les vaisseaux lacunaires sont légèrement dilatés. On rencontre dans le tissu musculaire sous-jacent quelques glandes aberrantes, mais réunies à la muqueuse par des tractus conjonctifs.

Le *tissu musculaire* présente l'aspect habituel, faisceaux musculaires très abondants près du centre de l'utérus ; au contraire, prédominance du tissu conjonctif dans les couches sous-péritonéales.

Les diverses *petites tumeurs* que nous avons examinées ont une structure analogue, qu'elles soient sous-muqueuses, interstitielles ou sous-séreuses ; elles forment chacune une masse arrondie, compacte, homogène, constituée par des fibres conjonctives et surtout musculaires. La vascularisation n'est représentée que par quelques petites lacunes, d'où partent des traînées étroites de cellules rondes, qui s'infiltrent entre les différents faisceaux ; ces lacunes vasculaires sont plus abondantes dans les parties périphériques de la tumeur, au milieu des faisceaux circulaires. La tumeur est environnée par une mince couche conjonctive lâche qui la sépare des faisceaux s'écartant autour d'elle.

Cette disposition, cette *formation de la capsule*, nous a paru être particulièrement visible autour d'une tumeur minuscule : une travée conjonctive se renfle subitement, s'écarte en deux minces faisceaux qui circonscrivent le myôme et se réunissent au pôle opposé pour reformer une travée conjonctive. Cette disposition est absolument comparable à celle que nous observerons au niveau des vaisseaux qui sont engaînés par les faisceaux conjonctifs ; au contraire, les faisceaux musculaires sont indépendants des faisceaux conjonctifs, séparés d'eux par un espace clair.

Les *tumeurs sous-muqueuses* soulèvent la membrane de revêtement, qui, en ce point, est réduite à l'épithélium de la surface et à une mince couche conjonctive sans glandes ; la tumeur elle-même, à prédominance myomateuse, est assez bien isolée du côté de la couche musculaire ; les capillaires qu'elle renferme sont des centres de prolifération cellulaire active.

Les plus *grosses tumeurs* ont un aspect un peu différent : les faisceaux conjonctifs, le tissu fibreux anhiste y sont plus développés ; en outre les fibres musculaires ont un noyau un peu grêle et, au contraire, un protoplasma plus volumineux, élargissant le contour cellulaire qui demeure très net. Vaisseaux peu abondants, entourés de fibres musculaires.

La *tumeur solide de l'ovaire gauche* est formée d'un tissu musculaire lisse périphérique, creusé de loges contenant des tubes épithéliaux très proliférants, avec formations kystiques remplies de végétations. La description détaillée, inutile ici, en a été donnée à la Société anatomique le 8 décembre 1899.

OBS. 24. — *Fibro-myômes ; le principal est œdémateux*
(16 décembre 1899).

L'utérus agrandi (cavité de 12 centim.) renferme une grosse masse œdémateuse, encapsulée dans une coque épaisse de 3 centim. ; plusieurs petites masses sphériques développées dans la capsule ; il en existe également une encapsulée dans l'intérieur de la première. Les trompes sont petites, étroites ; les ovaires paraissent normaux.

La *muqueuse* utérine est mince ; elle ne présente pas d'altérations appréciables.

Dans la *couche musculaire* nous notons un développement exagéré du tissu conjonctif qui divise les faisceaux musculaires par de minces travées et qui forme de larges bandes où sont logés la plupart des vaisseaux ; parmi ceux-ci les lacunaires sont dilatés ; ils offrent presque tous une zone périphérique cellulaire abondante, surtout musculaire ; l'endothélium est plus ou moins saillant, parfois même végétant.

La *masse œdémateuse* est formée de deux sortes d'éléments : 1° des fibres musculaires épaisses, mais courtes, formant des faisceaux peu larges, mais denses ; elles sont surtout abondantes et serrées autour des vaisseaux (tous lacunaires et peu volumineux). Voici une disposition fréquente : l'endothélium vasculaire assez saillant, ayant des cellules à noyaux épais, repose sur des cellules à contours mal définis, à noyaux arrondis ou allongés, fortement colorés ; puis, les contours deviennent plus nets et, à deux ou trois rangées du canal, nous trouvons des cellules musculaires typiques ; elles s'accolent les unes aux autres de manière à former une zone épaisse. En nous écartant du vaisseau, les cellules s'éparpillent, se raréfiant, plongeant dans le tissu conjonctif. Mais, à un ou deux pôles de la couronne proliférante, elles restent accolées pour former un faisceau que nous pouvons suivre plus ou moins loin.

2° Le tissu conjonctif se présente sous l'aspect de fines fibrilles ondulées, entre-croisées, formant un chevelu assez lâche ; elles délimitent de minces mais nombreux espaces vides ou renfermant parfois des cellules rondes ; les vaisseaux y sont très rares.

Les différentes *petites tumeurs* encapsulées sont beaucoup plus riches en fibres musculaires réunies en faisceaux ; ceux-ci sont séparés par de minces bandes conjonctives ; mais il existe aussi des espaces remplis uniquement de tissu conjonctif fasciculé lâche. Les vaisseaux de petit calibre présentent d'actives proliférations endo et périvasculaires, d'où tendances oblitératives d'une part, néoformatrices de l'autre. Quelques canaux sont très dilatés.

On remarque au niveau des *trompes* une dilatation des vaisseaux assez marquée, au niveau de la paroi et du stroma conjonctif des replis de la muqueuse dont l'épithélium est légèrement proliférant.

Les *ovaires* ne présentent pas d'altérations.

Obs. 25. — *Fibro-myômes sous-péritonéaux, sessiles et pédiculés; endométrite végétante* (23 décembre 1899).

La surface de l'utérus est bosselée, rendue irrégulière par la pré·sence de nombreuses tumeurs superficielles, sessiles ou pédiculées, les unes très petites, les autres plus volumineuses, ne dépassant pas le volume d'une noix; une seule est plus considérable, également superficielle; la coque qui la recouvre ne dépasse pas 2 millimètres d'épaisseur. Il existe également quelques rares petites tumeurs interstitielles. Les trompes ont un volume normal; les ovaires sont un peu gros. (Poids total : 650 gr.)

La *muqueuse* utérine est épaisse de 4 à 5 millimètres; l'épithélium de la surface présente une légère tendance proliférante ; les culs-de-sac glandulaires sont très abondants dans cette couche épaisse; ils sont dilatés, renferment souvent un exsudat granuleux ; leur épithélium prolifère très abondamment, formant des amas épais de cellules arrondies; on remarque une même prolifération au niveau des canaux excréteurs dont quelques-uns sont presque oblitérés par les amas cellulaires.

Les glandes sont écartées les unes des autres par un abondant tissu conjonctif renfermant beaucoup de cellules rondes : les vaisseaux y sont assez abondants, remplis de sang ; on remarque un certain nombre de néo-capillaires entourés d'une couronne cellulaire proliférante serrée.

La muqueuse dépasse ses limites : on trouve, à peu de distance d'ailleurs de sa base, des culs-de-sac aberrants, entourés d'une zone conjonctive, en plein tissu musculaire.

Ce *tissu* présente des altérations inflammatoires très marquées : dilatations vasculaires légères, et surtout couronnes de cellules conjonctives serrées autour des petits vaisseaux, couronnes munies de pointes d'accroissement très développées.

Les *petites tumeurs* sont des myômes presque purs, formés d'un tissu de fibres musculaires imbriquées, renfermant des vaisseaux lacunaires de petit calibre autour desquels sont groupées des cellules allongées, non encore transformées en fibres musculaires typiques. Du côté de l'utérus, il n'existe pas de capsule limitante développée : les bornes de la tumeur sont simplement indiquées grâce au parallélisme des faisceaux, et à leur moins grande condensation dans le tissu utérin. Au contraire, du côté du péritoine, une capsule lâche existe en dedans des couches concentriques, musculaires et conjonctives de la petite coque, qui renferme un certain nombre de vaisseaux.

Au niveau d'une petite tumeur pédiculée, nous constatons que le tissu myomateux commence déjà dans le pédicule, où la limite avec le tissu utérin n'est pas bien nette ; en se développant, la tumeur a entraîné autour d'elle les couches sous-péritonéales qui forment la périphérie du pédicule et de la masse elle-même.

Dans la *tumeur plus volumineuse*, les fibres musculaires, presque toutes isolées, baignent dans du tissu fibreux anhiste dense. La coque sous-péritonéale est ici encore mal limitée dans la tumeur ; elle est presque uniquement conjonctive, renferme peu de vaisseaux.

Toutes ces tumeurs présentent donc un développement sous-péritonéal typique.

Au niveau des *trompes*, nous trouvons une paroi mince, très vasculaire, renfermant quelques amas de cellules rondes ; les replis de la muqueuse sont épaissis, également infiltrés et très vasculaires ; l'épithélium est végétant.

Obs. 26. — *Myôme (en voie de sphacèle)* (17 mars 1898).

Partie centrale, isolée, d'un fibro-myôme de moyen volume ; de consistance assez molle ; coloration d'un brun rougeâtre.

Longues bandes formées de stries ondulées, parallèles, dont les noyaux se montrent sous forme de bâtonnets mal colorés courbes ou rectilignes. Nombre de cellules sont dépourvues de noyau ; mais un certain nombre, comparables d'ailleurs aux autres, offrent les caractères évidents de la fibre musculaire. Les différents faisceaux sont accolés les uns aux autres, sans interposition de tissu conjonctif. Ils s'écartent seulement pour former la paroi des vaisseaux lacunaires, peu nombreux, peu volumineux, vides ; nous ne voyons pas de capillaires.

Obs. 27. — *Myôme nécrosé ; petit fibro-myôme ; phlébolithes dans les ligaments larges* (17 avril 1899).

Utérus offrant une tumeur pariétale, du volume du poing, mollasse mais assez résistante, élastique, d'une coloration brun grisâtre, nettement encapsulée, recouverte d'une gangue mince, blanche. Dans le fond de la matrice existe aussi un petit noyau isolé, sous-péritonéal, mais blanc et dur. Dans chaque ligament large nous trouvons des petites masses sphériques, lisses, nacrées, dures, formées d'une mince coque et ayant un contenu également très ferme, comme calcifié : il en existe deux à gauche jaunâtres, une à droite d'un noir bleuâtre ; elles ont le volume d'un noyau de cerise.

Le tissu utérin offre une diminution assez notable des éléments musculaires, qui sont, en partie, rémplacés par des travées de fibres conjonctives et de tissu fibreux lâche. Autour des petits vaisseaux, nous voyons souvent des couronnes cellulaires proliférantes.

Toutes les coupes portant sur la *tumeur brune* montrent des faisceaux ondulés de fibres accolées les unes aux autres et suivant parallèlement ces courbures ; nous trouvons quelques lacunes, vides d'éléments sanguins : il n'existe pas un seul noyau coloré par l'hématéine. Nous comparons cette tumeur à celle que nous avons examinée précédemment (obs. 26) ; la transformation nécrotique serait ici bien plus marquée.

La petite *tumeur blanche* sous-péritonéale montre surtout des faisceaux musculaires normaux, bien colorés. Elle est entourée d'une capsule lâche, composée de fibres conjonctives minces, éparses, avec peu de noyaux. La coque sous-péritonéale est formée de couches alternativement celluleuses et musculaires (nous en comptons de 20 à 25).

Obs. 28. — *Petits fibromes sous-péritonéal et interstitiel; utérus scléreux* (7 mai 1898).

La pièce provient d'une malade ayant subi antérieurement une annexectomie du côté gauche.

L'utérus est gros, ses parois épaisses renferment quelques petits fibromes, dont un sous-péritonéal sessile. Les annexes du côté droit sont ratatinées, englobées dans des adhérences.

Le tissu utérin est très vasculaire ; les vaisseaux sont entourés de gaines conjonctives importantes qui envoient de larges prolongements entre les faisceaux musculaires. Un gros bouquet vasculaire se remarque à la base de la petite masse sous-péritonéale. Les couronnes cellulaires proliférantes périvasculaires sont en très petit nombre.

La petite tumeur sous-péritonéale est formée presque uniquement de tissu conjonctif dense ; les faisceaux musculaires y sont rares et grêles. Les vaisseaux y sont peu nombreux, petits, lacunaires, fréquemment entourés d'une zone de prolifération.

Le contact est intime entre la néoformation et le tissu utérin sur une assez large surface ; les vaisseaux sont abondants à ce niveau, où des faisceaux peuvent être suivis d'un tissu à l'autre ; sur le reste de la périphérie, la tumeur est environnée de bandes minces de tissu cellulaire très lâche.

La mince coque sous-péritonéale, conjonctivo-musculaire, renferme beaucoup de vaisseaux pleins de sang.

Obs. 29. — *Gros fibrome, en partie ramolli; petit fibro-myôme*
sous-péritonéal (4 juillet 1898).

Tumeur volumineuse (pesant 2 kilog.), en partie dure, en partie
ramollie, développée dans l'épaisseur de la paroi utérine ; petite
tumeur pédiculée, sous-péritonéale.

1º Portions *dures* de la masse principale. Le tissu fibreux est presque
pur : nous ne trouvons que quelques fibres musculaires, très rares,
formant de maigres faisceaux dissociés. Les fibres conjonctives se
réunissent en faisceaux importants, serrés, mais pénétrés par le tissu
fibreux anhiste qui constitue la majeure partie de la tumeur, occupant souvent de larges espaces presque complètement dépourvus de
cellules nucléées.

Les lacunes vasculaires sont assez nombreuses, de dimensions très
variables, revêtues d'une rangée épithéliale aplatie ou légèrement
gonflée. Elles sont creusées à même le tissu conjonctif, environnées
toujours de cellules assez abondantes qui sont tantôt appliquées directement sur l'endothélium, tantôt séparées de lui par une bande
fibreuse.

2º Portion *molles*. Les bandes de fibres conjonctives sont encore
moins développées ; l'absence de fibres musculaires est totale. Le tissu
conjonctif anhiste s'infiltre entre tous les éléments nucléés; il a un
aspect spécial. Il est formé de fibrilles très fines, ondulées, contournées, renfermant très peu de cellules nucléées entre leurs mailles,
dont la plupart sont vides. Les vaisseaux lacunaires sont peu abondants.

3º Petite *tumeur pédiculée*. Elle est formée de bandes musculaires
épaisses, séparées par des tractus fibreux. Les vaisseaux sont nombreux, répartis dans les espaces conjonctifs; la plupart renferment
encore des globules rouges. Les couronnes cellulaires prolifèrantes
sont peu développées.

Obs. 30. — *Gros fibrome utérin, en partie ramolli, renfermant*
une tumeur angiomateuse fibrogène (12 juillet 1898).

La masse principale, interstitielle, pèse plus de 2 kilog.

Une portion est dure, l'autre molle, d'aspect œdémateux ; un autre
petit fibrome se rencontre dans la paroi. Dans l'épaisseur de la volumineuse tumeur, nous trouvons une masse isolée, d'aspect tout différent; de forme ovoïde, longue de 6 centim., elle a une coloration

d'un brun rougeâtre sur laquelle tranchent des petits nodules blancs. Elle est formée par un tissu d'aspect très réticulé contenant ces globes, du volume d'un pois.

La *masse principale* ne renferme pas de fibres musculaires ; c'est un fibrome pur ; tissu dense anhiste, avec quelques fibres isolées ou groupées ; vaisseaux assez nombreux ; leur paroi est formée par la condensation des éléments conjonctifs à leur périphérie, mais habituellement sans trace de prolifération cellulaire active : tel est l'aspect des parties dures.

Les parties molles offrent une dissociation très prononcée des faisceaux de fibres conjonctives, qui sont d'ailleurs très écartées les unes des autres, par le tissu formé de très minces fibrilles ondulées. Les vaisseaux n'offrent pas de prolifération à leur périphérie.

Les coupes portant sur la *tumeur réticulée* montrent qu'elle est de nature essentiellement vasculaire ; notre figure 4 montre assez nettement les différents aspects qu'offrent les vaisseaux qui, par leur réunion, constituent cet amas. Ils sont primitivement munis d'une paroi conjonctive, très pauvre en éléments musculaires, et assez mince ; ils sont isolés ou réunis par petits groupes, rattachés à ceux du voisinage par de délicates bandes conjonctives lâches.

La paroi vasculaire s'épaissit sur une longueur restreinte : lorsque cet épaississement atteint simultanément plusieurs vaisseaux d'un même groupe, il en résulte la formation d'un nodule transfixé par plusieurs canaux ; lorsqu'il prédomine autour d'un seul, celui-ci constitue le centre d'une masse arrondie. Ces néoformations sont surtout conjonctives ; les éléments musculaires y sont très peu abondants.

Les vaisseaux sont atteints simultanément d'un processus oblitérant : celui-ci débute par le gonflement de l'endothélium ; puis un caillot adhérent à la paroi obstrue la lumière du canal ; il finit par s'organiser et quelques nodules ne montrent plus de vaisseaux ouverts à leur centre mais seulement quelques néo-canalicules à leur périphérie.

OBS. 31. — *Fibromes œdémateux interstitiels ; essais de culture négatifs* (27 juillet 1898).

Muqueuse utérine épaissie ; plusieurs tumeurs interstitielles (poids total : 1,250 gr.), les plus volumineuses d'aspect œdémateux.

Ensemencement de deux morceaux : les bouillons restent *stériles*.

Les culs-de-sac glandulaires de la *muqueuse*, épaisse de 3 millim., sont légèrement dilatés, sans augmentation de nombre, avec une prolifération assez marquée de leur épithélium ; ils sont écartés par une très abondante infiltration de cellules rondes dans le stroma con jonctif ; les vaisseaux n'y sont pas très nombreux.

Le muscle utérin sous-jacent présente une hyper-vascularisation notable.

La *tumeur* que nous examinons ne renferme pas d'éléments musculaires ; les fibres conjonctives y sont même peu abondantes, isolées, ou groupées en très minces faisceaux infiltrés et séparés par du tissu conjonctif lâche ; les vaisseaux sont peu abondants, sans prolifération cellulaire à leur périphérie.

Obs. 32. — *Fibrome ramolli* (17 décembre 1898).

Masse arrondie de 825 gr., brunâtre, mollasse, encapsulée dans la paroi utérine très épaissie.

Elle est formée de faisceaux conjonctifs de petite dimension, entremêlés de minces bandes fibreuses anhistes ; de larges espaces ne sont occupés que par un tissu fibrillaire délicat, à mailles très développées, creusé de nombreux espaces vides. Les vaisseaux sont nombreux, entourés d'une mince couronne cellulaire, avec fort peu de prolifération.

Obs. 33.— *Polype conjonctif du corps, saillant* (3 décembre 1898).

Tumeur blanchâtre faisant saillie hors du col, insérée au niveau de l'isthme utérin, sphérique, grosse comme une noix. L'utérus est surmonté d'une énorme masse reconnue ultérieurement pour une double salpingite suppurée de grande dimension.

Le *polype* est formé principalement par un tissu connectif à larges mailles, très lâche, renfermant des cellules triangulaires ou ovalaires, parfois très volumineuses. On rencontre, isolés, de petits faisceaux de fibres conjonctives ; on ne voit pas de fibres musculaires. Les vaisseaux sanguins sont assez nombreux, de moyen calibre, à paroi constituée par des fibres concentriques et logée d'ordinaire dans un faisceau conjonctif important ; les vaisseaux sont plus abondants, mais moins volumineux, à la périphérie. Là on constate une condensation des faisceaux conjonctifs s'orientant parallèlement à la surface, y devenant très denses. Nous ne trouvons sur celle-ci aucun élément épithélial, aussi bien à la partie moyenne de la tumeur qu'au niveau du pédicule. Aucun cul-de-sac glandulaire.

Le *pédicule* n'offre de particulier qu'un développement plus considérable des faisceaux conjonctifs et une prolifération cellulaire très abondante autour des vaisseaux.

La *muqueuse utérine* (examinée après la seconde intervention, le 18 mars 1899) est très épaissie et offre une dilatation avec grande prolifération de l'épithélium des culs-de-sac, une abondante infiltration embryonnaire ; des dilatations vasculaircs et extravasations sanguines.

Obs. 34. — *Polype conjonctif, endométrite hémorrhagique* (19 juin 1899).

Polype saillant entièrement en dehors du col, surface lisse, blanche ; consistance assez molle, aspect œdémateux. Morceaux assez épais de la muqueuse (obtenus par le curetage). — Les débris de *muqueuse* nous montrent des lésions très prononcées d'endométrite hémorrhagique ; les culs-de-sac sont légèrement dilatés, l'épithélium est proliférant ; les cavités glandulaires renferment un abondant coagulum granuleux et des détritus cellulaires. Tout le tissu interstitiel est infiltré de sang qui remplit entièrement les mailles conjonctives séparant les culs-de-sac.

Le *polype* est formé par un tissu conjonctif à larges mailles infiltrées de cellules rondes, avec quelques faisceaux conjonctifs ; ceux-ci sont plus abondants par places ; ailleurs, au contraire, les mailles connectives sont très larges, laissant des espaces vides. Les vaisseaux sont rares, de petit calibre ; ils sont le centre d'amas cellulaires assez importants. Nous ne trouvons ni glandes, ni épithélium à la surface.

Obs. 35. — *Polype conjonctif œdémateux* (7 décembre 1899).

Tumeur du volume d'une orange, à large pédicule, saillant légèrement entre les lèvres du col ; la surface est verdâtre, indurée ; à la coupe le tissu apparaît œdémateux, d'une coloration blanchâtre, orangée par places.

C'est un *tissu conjonctif* sans fibres musculaires, sans culs-de-sac glandulaires ; les fibres ont une disposition réticulée, renfermant dans leurs mailles des cellules, les unes allongées, les autres arrondies, assez volumineuses, à gros noyau. Les vaisseaux, de moyen et de petit calibre, sont creusés dans le tissu plus dense autour de leur cavité tapissée d'un endothélium à cellules gonflées.

Les mailles du tissu conjonctif sont presque partout écartées, agrandies par la sérosité. La coloration orangée est expliquée par la présence d'assez nombreuses cellules pigmentées; corpuscules granuleux à contour vaguement arrondi, de coloration jaunâtre.

Il n'y a pas de revêtement épithélial sur la couche superficielle de la tumeur formée de cellules nécrosées.

Obs. 36. — *Polype fibreux cervical, recouvert d'une muqueuse atteinte de prolifération inflammatoire* (19 décembre 1899).

Le Dr *Cadilhac* nous a prié d'examiner une tumeur pédiculée, du volume d'une pomme, saillant en dehors du col, en voie de sphacèle.

Elle est formée d'un stroma conjonctif réticulé, renfermant des cellules rondes dans ses mailles, et de quelques faisceaux conjonctifs. Les vaisseaux, peu abondants, la plupart de petit volume, ont un endothélium gonflé, saillant. Autour d'un certain nombre d'entre eux il existe une zone épaisse de tissu plus serré que partout ailleurs et formé de cellules arrondies et de fibres concentriques, qui se continuent d'ailleurs sans transition brusque à la périphérie.

La surface est recouverte en partie par un épithélium cylindrique très élevé, à noyaux minces à la base des cellules ; cet épithélium est proliférant en maints endroits, sans prendre d'ailleurs le moindre aspect cancéreux. Il n'existe pas de culs-de-sac glandulaires.

II. — Adéno-myomes interstitiels ; polypes glandulaires

Obs. 37. — *Adéno-myômes circonscrits* (29 juillet 1899).

Utérus augmenté de volume (poids total : 370 gr.), renfermant dans sa paroi postérieure une masse un peu plus dure que le tissu utérin, plus blanche, se continuant avec lui sans ligne de démarcation nette ; il n'y a pas trace de capsule. Il existe, en outre, une petite tumeur interstitielle de même aspect, du volume d'une noisette, au niveau du fond de la matrice. Tout l'utérus a une apparence fasciculée.

La *muqueuse* est épaissie (3 millim.) ; les culs-de-sac glandulaires sont pour la plupart très dilatés, munis d'un épithélium proliférant ; le tissu interglandulaire est abondamment infiltré de cellules rondes.

Près de la surface il existe une dilatation considérable des vaisseaux sanguins, qui forment de véritables lacs.

Le *stroma musculaire* sous-jacent est peu altéré : des vaisseaux sont légèrement dilatés ; quelques capillaires sont entourés d'une couronne proliférante. En nous éloignant du centre de l'utérus, le tissu conjonctif devient plus abondant, à mailles assez larges, fibrillaire, renfermant nombre de vaisseaux lacunaires.

La structure de la *petite tumeur* est bien particulière ; elle renferme deux sortes d'éléments : 1º des faisceaux musculaires serrés, séparés par de minces travées conjonctives ; 2º des îlots constitués par une épaisse couche de cellules rondes entourant une ou plusieurs formations épithéliales. (*Fig. 5* et *6*.)

Ces formations épithéliales présentent absolument l'aspect des culs-de-sac glandulaires de la muqueuse ; la lumière centrale, de forme arrondie ou elliptique, a des dimensions variant de o millim. o6 à o millim. 5 et o millim. 6. Elle est entourée par une couche de cellules cylindriques, souvent proliférantes. Certains culs-de-sac offrent une prolifération très abondante, qui obstrue une partie de la lumière, le reste est occupé par un coagulum abondant.

Autour de la rangée épithéliale, se trouve une zone circulaire de cellules à noyau mince, allongé ; en dehors, une épaisse couche de cellules arrondies ou légèrement allongées ; elles se transforment en fibres lisses au voisinage des faisceaux musculaires périphériques.

Ces îlots renferment des vaisseaux lacunaires assez développés ; quelques-uns sont dilatés, comme dans la muqueuse que nous avons examinée plus haut.

La *tumeur principale* a une structure analogue. Toutefois les faisceaux conjonctifs intermusculaires sont plus développés, renfermant des vaisseaux lacunaires qui sont entourés d'une assez abondante prolifération cellulaire.

Les îlots glandulaires y offrent la même disposition ; quelques culs-de-sac présentent une énorme dilatation, devenant visibles à l'œil nu, mesurant 1 millim. et 2 millim. de diamètre ; dans ce cas, l'épithélium s'aplatit légèrement, formant une couche unique de cellules cubiques.

La *limite* entre le tissu utérin et les tumeurs est mal indiquée : en quelques points existent des faisceaux parallèles de chaque côté, réunis par une zone assez vague de minces bandes conjonctives. Mais presque partout les faisceaux des deux territoires se mélangent et seule leur différence de condensation, ou la prédominance, d'un côté, d'éléments musculaires, permet d'établir une frontière approximative.

Les *trompes* sont grosses ; la gauche, particulièrement, offre une hypertrophie très marquée de sa paroi ; elle tient au développement exagéré du tissu conjonctif entre les faisceaux musculaires longitudinaux, et à la dilatation des vaisseaux sanguins, à paroi épaisse. La cavité de la trompe n'est pas agrandie, sa muqueuse est normale .

Les *ovaires* sont altérés : le droit, ratatiné, scléreux, le gauche volumineux, renfermant des kystes séreux et sanguins.

Examen du sang (28 juillet 1899) :

Globules rouges........................... 5,208,000
— blancs........................... 13,950

Rapport : $\dfrac{1}{395}$

Obs. 38. — *Adéno-myômes diffus ; petit fibro-myôme* (28 octobre 1899).

La tumeur, volumineuse, semble constituée par l'hypertrophie généralisée del a paroi postérieure de l'utérus (poids total : 1,270 gr.). Dépourvue de toute trace de capsule, elle est blanchâtre, fasciculée ; sur une coupe longitudinale, toute la masse utérine présente un aspect identique. Elle renferme une petite masse blanche, dure, très facilement énucléable.

Les coupes microscopiques qui, réunies, comprennent cette énorme paroi utérine dans son ensemble, nous ont montré les aspects suivants :

La *muqueuse* est épaissie (2 millim. 5), ses culs-de-sac glandulaires sont nombreux, notablement dilatés ; leur épithélium présente par places une prolifération très abondante ; il y a souvent des détritus intra-glandulaires.

La limite avec le tissu sous-jacent est très irrégulière : en certains endroits, en effet, la muqueuse émet des prolongements qui s'enfoncent entre les faisceaux musculaires.

Le *tissu musculaire* est dense, il renferme très peu de faisceaux conjonctifs. Les vaisseaux à paroi propre, indépendante, sont rares ; la plupart sont lacunaires ; tous les petits vaisseaux sont entourés d'une épaisse couronne étoilée, envoyant de longues pointes formées de cellules rondes ou allongées.

Enfin, répartis assez régulièrement dans ce tissu, nous trouvons des *îlots glandulaires* : les uns sont très rapprochés de la muqueuse, semblant parfois prolonger un de ses caps, d'autres se rencontrent dans les couches sous-péritonéales, à 3 millim. de la surface ; la plupart, enfin, parsèment la très large étendue que limitent ces deux revê-tements, muqueuse et péritoine. Leurs dimensions sont assez variables, suivant l'abondance des éléments glandulaires qu'ils renferment ; leur structure est semblable. (*Fig. 7.*)

Au centre se trouvent un ou plusieurs culs-de-sac dont la cavité est bordée par une rangée d'épithélium cylindrique assez élevé, à noyau allongé occupant les deux tiers de la cellule, plus rapproché de sa base ; ils ont, les uns, les dimensions de culs-de-sac de la muqueuse du corps et présentent absolument le même aspect ; d'autres, au contraire, ont subi une dilatation plus ou moins considérable, devenant même visibles à l'œil nu ; leur épithélium, ayant subi une pression centrifuge, est devenu cubique. Beaucoup présentent, en quelques points, un épithélium proliférant et la rangée unique est remplacée par un amas de cellules arrondies ou peu élevées.

Autour des culs-de-sac, on trouve plusieurs rangs de cellules con-jonctives allongées, minces, puis des cellules rondes ou ovales dis-posées concentriquement par rapport à l'élément central ; à la péri-phérie elles s'insinuent entre les fibres des faisceaux musculaires et paraissent se transformer en ces éléments.

Cette zone périglandulaire renferme un certain nombre de vaisseaux lacunaires et de capillaires.

Le *col* utérin ne présente pas d'altérations ; il ne renferme pas d'îlots glandulaires aberrants.

La petite *masse encapsulée* est formée de faisceaux musculaires et conjonctifs denses, entourés de bandes conjonctives lâches isolant nettement la tumeur. Elle ne renferme aucune glande.

Examen du sang. Avant l'opération (19 octobre 1899) :

Globules rouges.......................... 4,588,000
    — blancs............................ 14,466

$$\text{Rapport}: \frac{1}{316}$$

Globules blancs mononucléaires........... 34 p. 100
    — polynucléaires............. 65 —
    — éosinophiles............... 1 —

Un mois après l'opération :

Globules rouges.......................... 4,278,000
    — blancs............................ 12,916

$$\text{Rapport}: \frac{1}{331}$$

OBS. 39. — *Adéno-myôme péritubaire. Muqueuse utérine kystique* (28 avril 1898).

Utérus un peu volumineux, renfermant dans sa paroi deux petits fibro-myômes, l'un interstitiel, l'autre sous-péritonéal. Ovaires kystiques.

La trompe droite présente un épaississement très marqué au niveau de sa pénétration dans la paroi utérine. Sur les coupes nous voyons le canal tubaire peu transformé, l'épithélium offrant seulement quelques points de prolifération. L'épaississement de la paroi tient à l'augmentation des faisceaux musculaires. Il est remarquable par la présence de petites cavités ayant absolument l'aspect de culs-de-sac glandulaires : lumière arrondie ou allongée, petite ou dilatée, tapissée par un épithélium cylindrique semblable à celui de la trompe et reposant sur une mince couche de cellules conjonctives. L'épithélium se transforme, en plusieurs endroits, en amas de cellules proliférantes assez considérables. Ces cavités à revêtement épithélial forment, de la sorte, des îlots indépendants au milieu des faisceaux musculaires.

La muqueuse de l'utérus est remarquable par son épaisseur et par la dilatation de ses glandes. Celles-ci forment, au niveau de l'isthme utérin, des petits kystes très nombreux, revêtus d'une couche épithéliale cylindrique.

OBS. 40. — *Polype glandulaire du corps; tendance au sphacèle* (20 juillet 1898).

Tumeur du volume d'un gros œuf, très molle, blanchâtre, offrant des ecchymoses ; enlevée de la cavité utérine.

Le tissu est formé d'éléments conjonctifs très lâches, de fines fibrilles enchevêtrées, formant un ensemble d'apparence réticulaire, à mailles vides ou renfermant des cellules, les unes allongées, à noyau ovalaire, les autres arrondies ; quelques-unes offrent un volume assez considérable, avec gros noyau, parfois même un noyau multiple. On rencontre dans ce stroma quelques culs-de-sac glandulaires, légèrement dilatés, à épithélium cylindrique sur une couche ou proliférant ; ils sont environnés d'une couche plus dense de cellules conjonctives donnant, en un îlot, l'aspect d'une endométrite glandulaire et interstitielle. Vaisseaux peu abondants, de petites dimensions, encerclés habituellement de cellules conjonctives assez serrées.

Obs. 41. — *Polype glandulaire du col, à revêtement pavimenteux*
(29 décembre 1899).

Tumeur du volume d'une noix, ovoïde, de consistance un peu
molle, coloration blanc jaunâtre, légèrement translucide, présentant
quelques dilatations.

La surface est recouverte par un *épithélium* pavimenteux stratifié
d'aspect normal, peu épais.

Le *tissu* est formé par un stroma conjonctif renfermant des *glandes :*
celles-ci sont pour la plupart dilatées, au point de devenir visibles à
l'œil nu. Les cellules de revêtement sont cylindriques, élevées, à
noyau allongé rapproché de la base (glandes du col). En plusieurs
endroits elles forment des amas proliférants abondants. La plupart
des culs-de-sac renferment dans leur lumière un magma, soit simple
coagulum granuleux, soit détritus mêlé de cellules rondes.

Le tissu qui les entoure est *conjonctif* sans fibres musculaires ; il
est formé de fines fibrilles et de cellules conjonctives, les unes arrondies, les autres allongées ; elles s'imbriquent, serrées, en couronne
autour des glandes. Les vaisseaux de gros calibre sont très rares ; au
contraire, on trouve une grande quantité de capillaires et de petits
vaisseaux, contenant quelques-uns encore des éléments du sang ; ils
sont constitués par un endothélium dont les cellules sont souvent
gonflées, saillantes et reposent directement sur le tissu conjonctif ;
d'ailleurs, à ce niveau, celui-ci est plus tassé, plus riche en cellules
formant une couronne assez épaisse.

CONCLUSIONS

I. — L'extrême fréquence des fibro-myômes utérins ne semble
pas liée à une influence héréditaire ; le célibat n'a aucune importance dans leur production, mais ils sont relativement plus fréquents chez les femmes stériles, l'endométrite qui les précède
et les accompagne entravant la conception.

II. — Les utérus donnant naissance à ces tumeurs, utérus
fibrogènes, sont atteints ordinairement de lésions inflammatoires
subaiguës au niveau de la muqueuse et, surtout, des petits vaisseaux de la paroi musculaire.

III. — C'est autour de ceux-ci, et plus ordinairement au
niveau des capillaires, que se développe une *couronne proliffé-
rante* de cellules rondes se transformant en fibres lisses, couronne augmentant par la formation de *pointes d'accroissement*
(cellules proliférantes et néo-capillaires) et s'entourant d'une
bande fibreuse qui isole ce nodule myomateux au milieu des
faisceaux voisins. Le vaisseau, centre primitif, peut au début
se dilater ; il ne tarde pas à subir un processus oblitérant.

IV. — Ces néoformations localisées sont de nature *inflammatoire ;* développées aux dépens d'endo et périvascularites,
elles sont accompagnées de lésions analogues du péritoine, des
annexes et surtout de la muqueuse utérine ; elles entraînent une
leucocytose notable.

Elles sont vraisemblablement de cause *microbienne*, quoique
la présence (inconstante) de germes pathogènes dans ces tumeurs,
leur suppuration et celles de voisinage ne constituent pas des

preuves absolues ; elles relèvent peut-être parfois de l'action locale de poisons de nature microbienne ou autre.

La pénétration des éléments nocifs se fait par voie circulatoire (lymphatique ou sanguine) ; elle a ordinairement pour origine la muqueuse utérine.

V. — Dans leur *développement* les tumeurs interstitielles ne gardent que de faibles connexions avec le tissu voisin ; les tumeurs sous-péritonéales et sous-muqueuses, comprimées par le muscle utérin, ont tendance à faire saillie du côté de la surface libre et à se pédiculiser.

VI. — La *structure* est variable ; le tissu, presque uniquement musculaire au début, se mêle de faisceaux conjonctifs ; le tissu fibreux finit souvent par prédominer ; l'accroissement se fait autour des vaisseaux, par un mécanisme analogue à celui de la formation primitive.

VII. — L'utérus renfermant de grosses masses (*utérus fibro-mateux*) a subi des transformations : la paroi utérine s'hyper-trophie, entourant le néoplasme d'une *coque* épaisse qui est séparée de celui-là par une *capsule* très lâche ; la muqueuse est atteinte de lésions d'endométrite hypertrophique, parfois atro-phique ; les trompes et les ovaires sont fréquemment altérés.

VIII. — Les fibro-myômes peuvent régresser par défaut d'irri-gation, ou augmenter indéfiniment de volume ; ils peuvent subir des transformations *aseptiques* (œdème par compression ou oblitération vasculaire, formations de kystes, calcification, nécrose, etc.), *septiques* (suppuration de la capsule et même de la tumeur, gangrène des polypes), *malignes* (sarcomateuse) ; leur dégénérescence carcinomateuse primitive n'existe pas.

IX. — A) Les *polypes glandulaires* se développent aux dépens d'une hypertrophie localisée de la muqueuse, d'origine inflammatoire; ils renferment les différents éléments épithéliaux et conjonctifs de celle-ci.

B) Les *adéno-myômes* interstitiels peuvent être d'origine congénitale (par inclusion de canalicules du corps de Wolff, de Müller).

Ils prennent également naissance au niveau de la muqueuse utérine hypertrophique, par pincements de prolongements de celle-ci, par enclavement puis prolifération des îlots glandulaires ainsi formés ; les faisceaux musculaires subissent une prolifération simultanée autour de ces centres adénomateux.

La structure des îlots glandulaires est la même que celle de la muqueuse. Ces tumeurs ne sont pas entourées par une capsule.

Elles se développent également dans la corne utérine par pincement et enclavement d'une portion de la muqueuse tubaire qui donne ainsi des formations pseudo-glandulaires proliférantes.

Les adéno-myômes peuvent devenir kystiques, télangiectasiques, se transformer en tumeurs malignes épithéliomateuses.

INDEX BIBLIOGRAPHIQUE

Abadie. — Société d'anatomie et de physiologie de Bordeaux. *Journal de médecine de Bordeaux*, 1899, n° 52.

Aubeau et Golasz. — Syphilis et pathogénie des fibromes. *Semaine gynécologique*, 1898, p. 239.

Balade. — *Gangrène des myômes.* Thèse de Paris, 1875.

Bastard. — *Des thromboses veineuses dans les tumeurs fibreuses de l'utérus.* Thèse de Paris, 1882.

De Boucaud. — *Epithélioma et fibro-myômes.* Thèse de Bordeaux, 1897-1898.

Cornil. — Altérations anatomiques des myômes pendant la grossesse. *Académie de médecine*, 7 février 1893.

Cornil et Ranvier. — *Histologie pathologique.*

Costes. — *Etude sur l'anatomie pathologique des fibromes utérins.* Thèse de Paris, 1895.

Courty. — *Traité des maladies de l'utérus.* Paris, 1881.

Cruveilhier. — *Anatomie pathologique générale*, t. III.

Pierre Delbet. — Art. « Fibro-myômes » in *Traité de chirurgie Duplay-Reclus*, t. VIII.

Pierre Delbet. — Art. « Tumeurs » in *Traité de chirurgie Le Dentu-Delbet*, t. I.

Duret. — Cysto-fibromes et cysto-sarcomes de l'utérus. *Semaine gynécologique*, 1898, 26 avril, 3 et 10 mai.

Emmet. — *Pratique des maladies des femmes.* (Traduct. franç., 1887.)

Ferroni. — Cancer du col et fibro-myômes du corps. *Annali di ostetricia e ginecologia*, 1899, n° 3, p. 279.

Frænkel. — Les fibro-myômes de l'utérus dans leurs rapports avec la fertilité et la stérilité. *Monatschr. für Geburstsh. und Gynæk.*, 1898, Heft 2, p. 117.

Gottschalk. — *Annales de gynécologie et obstétrique*, 1894, p. 392, et mai 1898, p. 354.

Hartmann et Mignot. — Note sur la suppuration gangréneuse des fibromes. *Annales de gynécologie*, juin 1896.

Hayem. — *Du sang.* Paris, 1889.

M. Hepp. — *Sclérose utérine et métrites chroniques.* Thèse de Paris, 1899.

Hubert. — *Albuminurie dans les fibromes-utérins.* Thèse de Bordeaux, 1897-1898.

HYENNE. — *Étude des principales dégénérescences des fibro-myômes de l'uté-rus*. Thèse de Paris, 1898.

KEIFFER. — Recherches sur l'étiologie et le développement des myômes utérins. *Société obstétricale de France*, avril 1898. In *Presse médicale*, 30 avril 1898.

KLEBS. — *Handbuch der pathologischen Anatomie*, 4e Lieferung.

KOLLMANN. — Bactéries contenues dans un utérus extirpé pour fibrome. *Münch. medic. Wochenschr.*, février 1898.

KOSSMANN. — Origine des inclusions glandulaires dans les adéno-myômes de l'utérus et des trompes. *Archiv für Gynækologie*, LIV, 2.

LABADIE-LAGRAVE et LEGUEU. — *Traité médico-chirurgical de Gynécologie*, Paris, 1898.

LASNIER. — *Sphacèle et purulence des fibromes utérins*. Thèse de Bordeaux, 1897-1898.

LEGUEU et MARIEN. — Rôle de l'inflammation dans le développement d'une variété de fibro-myômes utérins. *Société de Biologie*, 24 avril 1896, et *Société anatomique*, avril 1896.

VON LOCKSTŒDT. — Formations glandulaires dans les myômes utérins. *Monatschr. f. Geburst. und Gynæk.*, 1898, t. VII. p. 188.

A. MARTIN. — *Traité clinique des maladies des femmes*. (Tr. franç., Paris, 1889.)

MILLIOT. — *Complications des tumeurs fibreuses de l'utérus*. Thèse de Paris, 1875.

PAVIOT et BÉRARD. — Cancer musculaire lisse. *Arch. de médecine expérim.*, juillet 1897.

PICHEVIN. — Dégénérescence maligne des fibro-myômes utérins. *Semaine gynécologique*, 1900, n° 2.

PILLIET, — Pathogénie des fibromes, dégénérescence sarcomateuse des fibromes. *Société de Biologie*, 7 mars 1896. *Société anatomique*, 5-1 et 21-7 1894.

POZZI. — *Traité de gynécologie clinique*, 3e édit., Paris, 1898.

PROCHOWNICK. — De l'étiologie des fibro-myômes. *Deutsche-medecin. Wochenschrift*, 1892, n° 7.

DE RANSE. — Hérédité dans l'étiologie des corps fibreux de l'utérus. *Congrè des Montpellier*, 1898.

RECKLINGHAUSEN. — *Les adéno-myômes et cystadénomes de l'utérus et de la paroi tubaire*. Berlin, 1896.

RŒSGER. — Structure des myômes utérins. *Zeitschr. f. Geb. und Gyn.*, Bd XVIII.

SCHRŒDER. — *Maladie des organes génitaux de la femme*. (Trad. franç., 1886.)

SCHUMACHER. — Thèse de Bâle, 1889.

SÉBILEAU. — *Revue de chirurgie*, 1887, p. 284 et 369.

SPARROCCHI. — Hérédité des fibromes utérins. *Annali di ostetricia e gine-cologia*, 1899, n° 4.

STRASSMANN et LEHMANN. — Pathogénie des fibromes utérins. *Arch. f. Gynæk.*, 1898, n° 3.

DE SYNÉTY. — *Manuel de gynécologie*, 1879.

De Synéty et Danlos. — Art. « Utérus » in *Dict. de médecine et chirurgie pratiques*.

Thiébaut. — Examen du sang dans les tumeurs fibreuses de l'utérus. *Annales de l'Institut Sainte-Anne*, t. II, p. 898. In *Sem. gynéc.*, 15 mars 1898.

Tridondani. — Histologie et pathogénie des myômes utérins. *Annali di ostetr. e gynec.*, 1899, p. 386.

Uter. — *Centralblatt f. Gynæk.*, 1891, p. 689.

E. Verstraete. — *Du fibrome utérin compliqué de cancer épithélial*. Thèse de Paris, 1899.

Veyssière. — Cas de suppuration de fibrome utérin. *Société anatomique*, juin 1870 et octobre 1873.

Virchow. — *Pathologie des tumeurs*, t. III, p. 343.

Vitrac Junior. — Fibrome polykystique malin de l'utérus. *Semaine gynécologique*, 22 février 1898.

TABLE DES CHAPITRES

IMPRIMERIE A.-G. LEMALE, HAVRE

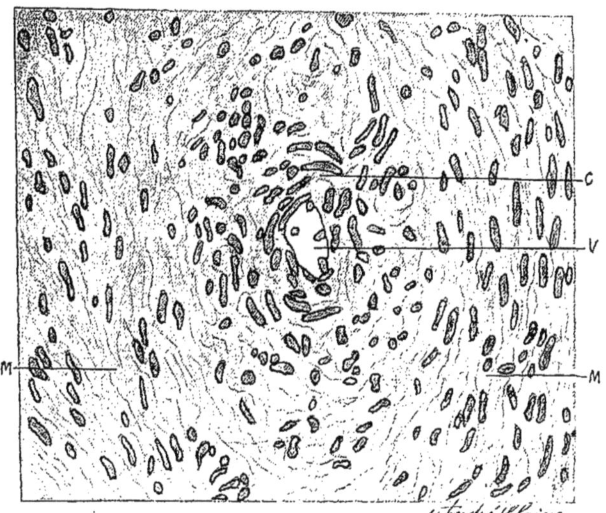

Fɪɢ. 1. — Fibro-myôme. Couronne proliférante *C* autour d'un petit vaisseau sanguin *V* s'isolant au milieu des faisceaux musculaires *M*. Gross. 3oo/1. (Obs. 9.)

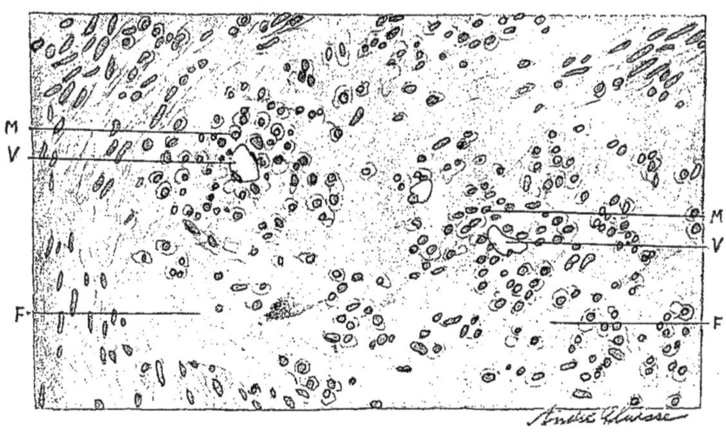

Fɪɢ. 2. — Fibro-myôme. Tissu fibreux anhiste *F* entourant les fibres musculaires *M* qui se forment autour des vaisseaux *V*. Gross. 3oo/1. (Obs. 17.)

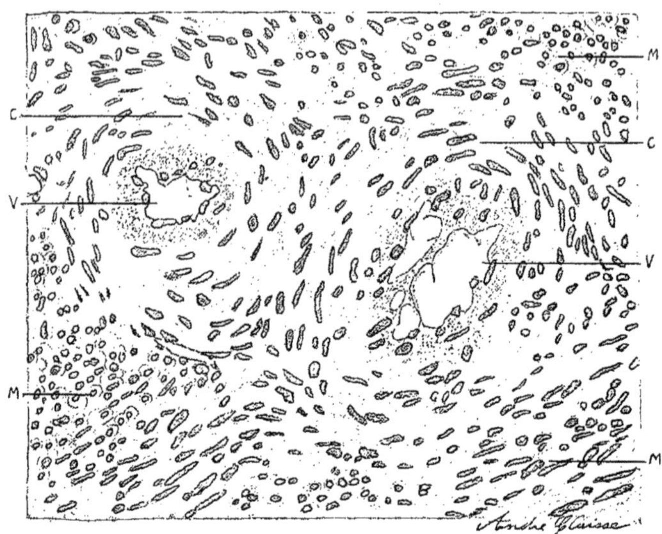

Fig. 3. — Vaisseau de la paroi utérine *V* s'oblitérant et s'entourant d'une couronne proliférante *C* indépendante des faisceaux musculaires voisins. *M*. Gross. 3oo/1. (Obs. 11.)

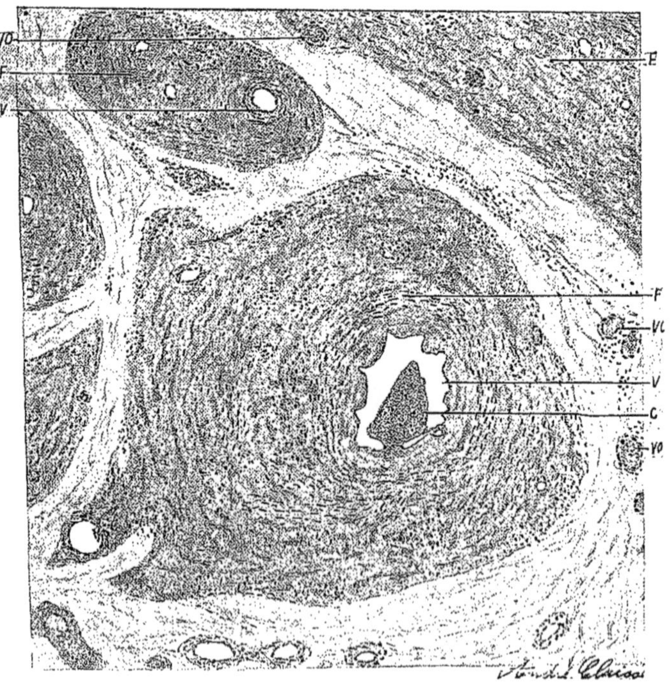

Fig. 4. — Angiome fibrogène. Vaisseaux *V* s'entourant de néoformations fibro-musculaires *F*; l'un est en partie oblitéré par un caillot adhérent *C*, d'autres sont complètement oblitérés *V O*. Gross. 64/1. (Obs. 3o.)

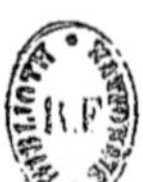

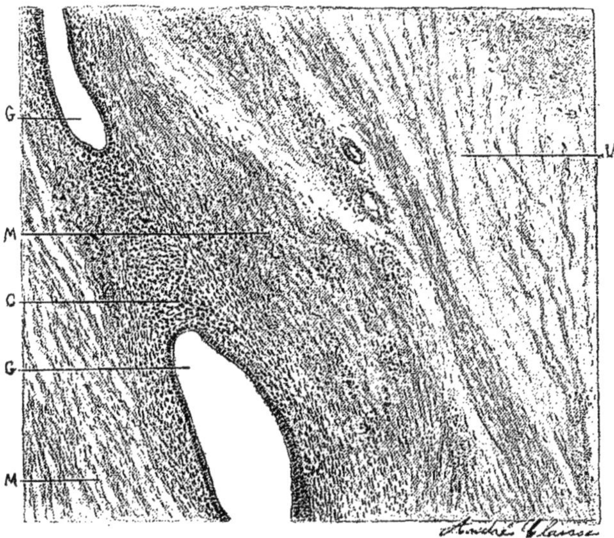

Fig. 5. — Adéno-myôme. Limite entre le tissu utérin *U* et la néoformation constituée par des îlots glandulaires (culs-de-sac *G* et tissu connectif infiltré *C*) entourés de faisceaux musculaires denses *M*.
Gross. 64/1. (Obs. 37.)

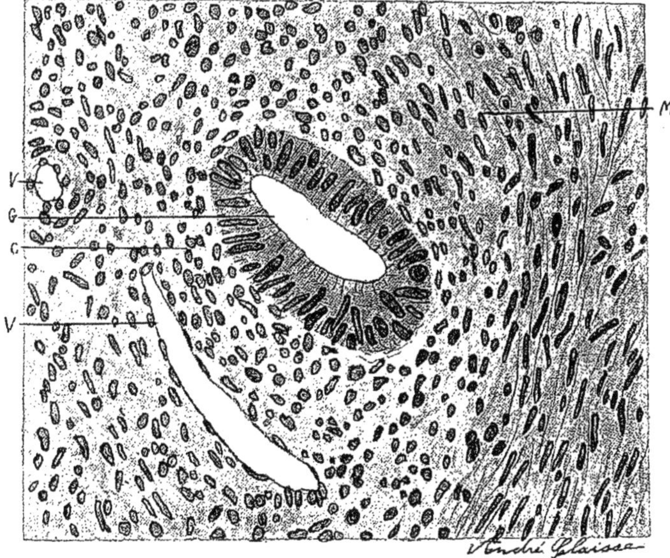

Fig. 6. — Adéno-myôme. Portion d'îlot glandulaire cul-de-sac: *G* et vaisseaux *V* entourés de cellules conjonctives *C* se transformant à la périphérie en fibres musculaires *M*. Gross. 3oo/1. (Obs. 37.)

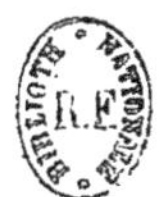

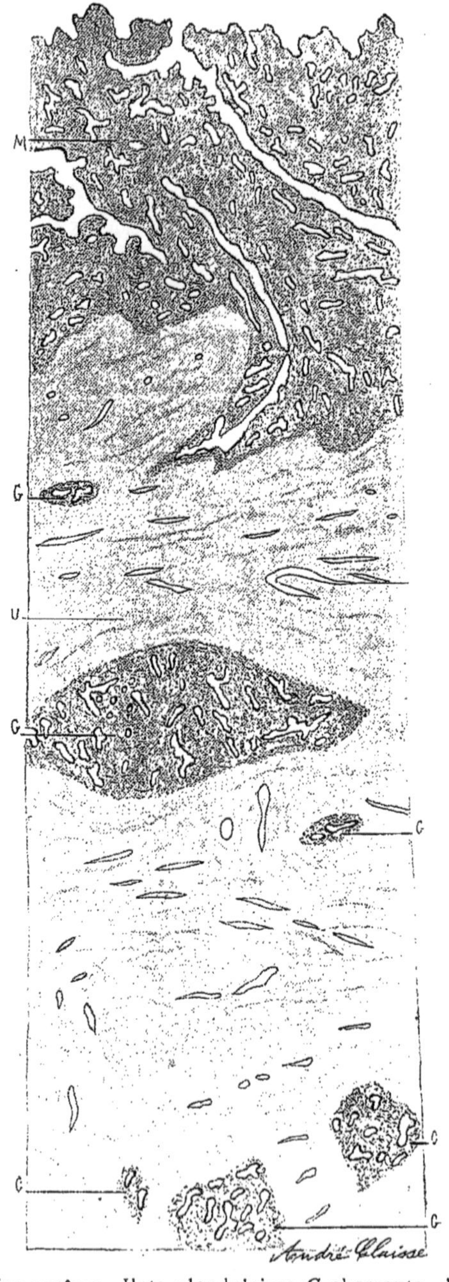

Fig. 7. — Adéno-myôme. Ilots glandulaires *G* aberrants, dans le muscle utérin *U* avec ses vaisseaux *V* provenant de la muqueuse hypertrophiée *M*. Gross. 16/1. (Obs. 38.)

9 782019 662547